高等卫生职业教育护理专业"双证书"
人才培养纸数融合系列教材
供护理、助产等专业使用

护理学导论

HULIXUE DAOLUN

主　编	李玉荣　宛淑辉　马珊珊
副主编	宋莉娟　秦　军　郑丹丹
编　委	（以姓氏笔画为序）
	马　月　铁岭卫生职业学院
	马珊珊　枣庄科技职业学院
	王　蓉　湖北职业技术学院
	任素娟　铁岭卫生职业学院
	李玉荣　湖北职业技术学院
	宋莉娟　上海健康医学院
	郑丹丹　锦州医科大学
	宛淑辉　铁岭卫生职业学院
	秦　军　枣庄科技职业学院
	高　原　铁岭卫生职业学院
	康佳蓓　华中科技大学同济医学院附属协和医院
编写秘书	王　蓉　湖北职业技术学院

华中科技大学出版社
http://www.hustp.com
中国·武汉

内 容 简 介

本书是高等卫生职业教育护理专业"双证书"人才培养纸数融合系列教材。

本书除附录外共分为九章,主要内容包括绪论、现代护理观的基本理念、护士与患者、护理支持性理论、护理理论、护理科学思维方法与决策、护理程序、健康教育、护理与法。

本书适合高职高专护理、助产等专业使用。

图书在版编目(CIP)数据

护理学导论/李玉荣,宛淑辉,马珊珊主编. —武汉:华中科技大学出版社,2020.7(2024.8重印)
ISBN 978-7-5680-6411-8

Ⅰ. ①护… Ⅱ. ①李… ②宛… ③马… Ⅲ. ①护理学-高等职业教育-教材 Ⅳ. ①R47

中国版本图书馆 CIP 数据核字(2020)第 127623 号

护理学导论
Hulixue Daolun
　　　　　　　　　　　　　　　　　　　　　　李玉荣　　宛淑辉　　马珊珊　主编

策划编辑:居　颖
责任编辑:居　颖
封面设计:刘　婷
责任校对:阮　敏
责任监印:周治超
出版发行:华中科技大学出版社(中国·武汉)　　电话:(027)81321913
　　　　　武汉市东湖新技术开发区华工科技园　　邮编:430223
录　　排:华中科技大学惠友文印中心
印　　刷:武汉市籍缘印刷厂
开　　本:889mm×1194mm　1/16
印　　张:9
字　　数:301字
版　　次:2024 年 8 月第 1 版第 8 次印刷
定　　价:38.00 元

高等卫生职业教育护理专业"双证书"
人才培养纸数融合系列教材

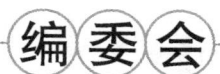 编委会

网络增值服务使用说明

欢迎使用华中科技大学出版社医学资源网yixue.hustp.com

1.教师使用流程

（1）登录网址：http://yixue.hustp.com （注册时请选择教师用户）

（2）审核通过后，您可以在网站使用以下功能：

管理学生

建立课程　　　　　　　　布置作业

下载教学资源　　　教师　　　查询学生学习记录等

2.学员使用流程

建议学员在PC端完成注册、登录、完善个人信息的操作。

（1）PC端学员操作步骤

①登录网址：http://yixue.hustp.com （注册时请选择普通用户）

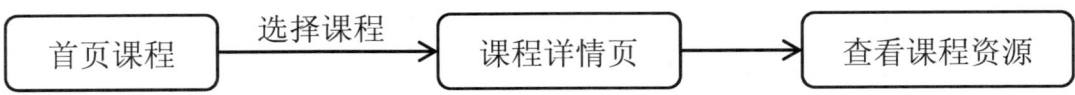

② 查看课程资源

如有学习码，请在个人中心-学习码验证中先验证，再进行操作。

首页课程 → 选择课程 → 课程详情页 → 查看课程资源

（2）手机端扫码操作步骤

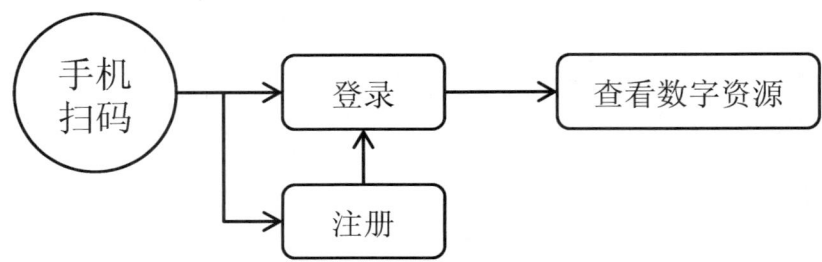

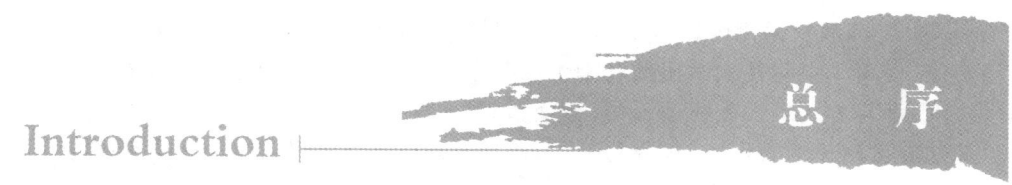

近年来,我国将发展职业教育作为重要的国家战略之一,高等职业教育已成为高等教育的重要组成部分,与此同时,作为高等职业教育重要组成部分的高等卫生职业教育的发展也取得了巨大成就,为国家输送了大批高素质技能型、应用型医疗卫生人才。截至 2016 年,我国开设护理专业的高职高专院校已达 400 余所,年招生规模近 20 万人,在校生近 65 万人。

医药卫生体制的改革要求高等卫生职业教育应顺应形势调整目标,根据医学发展整体化的趋势,医疗卫生系统需要全方位、多层次、各种专业的医学专门人才。护理专业与临床医学专业互为羽翼,在维护人民群众身体健康、提高生存质量等方面起到了不可替代的作用。当前,我国正处于经济社会发展的关键阶段,护理专业已列入国家紧缺人才专业,根据国家相关机构颁布的《"健康中国 2030"规划纲要》《关于深化医教协同进一步推进医学教育改革与发展的意见》《全国护理事业发展规划(2016—2020年)》等一系列重要文件,到 2020 年我国对护士的需求将增加至约 445 万人,到 2030 年我国对护士的需求将增加至约 681 万人,平均每年净增加 23.6 万人,这为护理专业的毕业生提供了广阔的就业空间,也对高等卫生职业教育如何进行高素质技能型护理人才的培养提出了新的要求。

教育部《关于全面提高高等职业教育教学质量的若干意见》中明确指出,高等职业教育必须"以服务为宗旨,以就业为导向"。《中共中央国务院关于深化教育改革全面推进素质教育的决定》中再次强调"在全社会实行学业证书、职业资格证书并重的制度"。上述文件均为新时期我国职业教育的发展提供了具有战略意义的指导意见。为了全面落实职业教育规划纲要,更好地服务于高等医学职业教育教学,创新编写模式,服务"健康中国"对高素质创新技能型人才培养的需求,变"学科研究"为"学科应用与职业能力需求对接"。2018 年 8 月在全国卫生职业教育教学指导委员会专家和部分高职高专院校领导的指导下,华中科技大学出版社组织全国 30 余所高等卫生职业院校的近 200 位老师编写了本套高等卫生职业教育护理专业"双证书"人才培养纸数融合系列教材。

本套教材充分体现新一轮教学计划的特色,强调以就业为导向、以能力为本位、贴近学生的原则,体现教材的"三基"(基本理论、基本知识、基本实践技能)及"五性"(思想性、科学性、先进性、启发性和适用性)要求,着重突出以下编写特点。

(1) 紧跟教改,接轨"双证书"制度。紧跟教育部教学改革步伐,引领职业教育教材发展趋势,注重学业证书和执业资格证书相结合,紧密围绕执业资格标准和工作岗位需要,提升学生的就业竞争力。

(2) 创新模式,理念先进。创新教材编写体例和内容编写模式,迎合高职高专学生思维活跃的特点,体现"工学结合"特色。教材的编写以纵向深入和横向宽广为原则,突出课程的综合性,淡化学科界限,对课程采取精简、融合、重组、增设等方式进行优化,同时结合各学科特点,加强对学生人文素质的培养。

(3) 优化课程体系,注重能力培养。内容体系整体优化,注重相关教材内容的联系和衔接,避免遗漏和不必要的重复;重视培养学生的创新、获取信息及终身学习的能力,实现高职教材的有机衔接与过渡作用,为中高衔接、高本衔接的贯通人才培养通道做好准备。

(4) 紧扣大纲,直通护考。密切结合最新的护理专业课程标准,紧扣教育部制定的高等卫生职业教育教学大纲和最新护士执业资格考试大纲,随章节配套习题,全面覆盖知识点与考点,有效提高护士执业资格考试通过率。

(5) 全套教材采用全新编写模式,以扫描二维码形式帮助老师及学生在移动终端共享优质配套网络资源,使用华中科技大学出版社提供的数字化平台,将移动互联、网络增值、慕课等新的教学理念和教学技术、学习方式融入教材建设中,全面体现"以学生为中心"的教材开发理念。

这套教材作为秉承"双证书"人才培养编写理念的护理专业教材,得到了各学校的大力支持与高度关注,它将为新时期高等卫生职业教育护理专业的课程体系改革做出应有的贡献。我们衷心希望这套教材能在相关课程的教学中发挥积极作用,并得到读者的青睐。我们也相信这套教材在使用过程中,通过教学实践的检验和实际问题的解决,能不断得到改进、完善和提高。

高等卫生职业教育护理专业"双证书"人才培养
纸数融合系列教材编写委员会

Preface | 前 言

　　随着现代医学的发展、生物-心理-社会医学模式及系统化整体护理思想的普及,护理工作者越来越重视职业素养和综合素质的培养。《护理学导论》是引导学生初步形成对护理专业的基本职业认知的一门专业基础课,对学生职业情感的建立、评判性思维的培养、整体护理意识和能力的提升都至关重要。

　　围绕教育部、国家健康委员会关于高职护理人才的培养目标,结合护理岗位需求、全国护士执业资格考试的要求,本教材在编写过程中始终以现代护理观为指导,坚持科学性、先进性、启发性、思想性、实用性相结合,注重学生基本知识、临床决策能力、职业素质的提升,以培养学生成为高素质技能型人才。

　　本教材内容覆盖面广,紧扣护理工作的实际需要,序化教学内容,除附录外由九章构成。主要内容包括绪论、现代护理观的基本理念、护士与患者、护理支持性理论、护理理论、护理科学思维方法与决策、护理程序、健康教育、护理与法。本教材结合护理专业特点,在每章之前列出学习目标,对学生的知识、能力和素质提出要求;每节内容以案例为载体,引发思考,提高学生解决问题的能力;章节内容图文结合,并适当穿插知识链接,让知识更形象生动、易于理解,丰富学生知识面;章节末设置小结、直通护考等,对章节内容进行系统的梳理和归纳,并与护士执业资格考试接轨,检测知识的掌握程度。本教材利用现代科技手段,为教学者灵活开放组织教学和学习者课内外无缝对接学习提供便捷路径。

　　在教材的编写过程中,各位编委参阅了大量的书籍和文献资料,将自己的教学和临床护理经验凝练成文字,同时,华中科技大学出版社也提供了各种支持和帮助,在此对所有的编者及相关单位表示诚挚的感谢! 由于编者学识水平、编写能力和编写经验有限,疏漏和不足之处恳请护理界学者同仁和读者在使用中惠予斧正。

编 者

目 录

MULU

第一章 绪　　论

掌握:护理学的概念、范畴、任务和目标及护理的工作方式。

熟悉:南丁格尔对护理学的主要贡献,现代护理学发展经历的三个阶段,护理专业的工作范畴。

了解:世界护理学发展史和我国的护理工作展望。

PPT 课件

护理学是一门以自然科学和社会科学为理论基础,研究有关预防保健、疾病治疗及康复过程中护理理论、知识、技术及其发展规律的综合性应用科学。20 世纪 80 年代以来,护理专业已成为独立的专业,护士是护理专业的从业者,必须具备相应的专业知识和专业技能。

案例 1-1

张某和李某是今年刚进入护理专业学习的同学。张某父母在医院工作,由父母帮她选择了护理专业。李某来自农村,她从小向往医院白衣天使的圣洁。张某因为听说护士就是成天打针、发药、伺候患者,对学习积极性不高,还经常对父母有所抱怨,而李某总在安慰她并鼓励其一起努力学习,将来好好工作。

具体任务:

(1) 什么是护理学? 护理学的任务是什么?

(2) 护理专业的创始人是谁? 她对护理学有哪些贡献?

(3) 护理学的范畴有哪些? 我国现代护理的发展过程与现状及未来的发展趋势是什么?

第一节　护理学的发展史

护理学的形成及发展与人类的文明及健康密切相关。学习护理学的发展史,可以了解护理学发展过程中的经验及教训,更好地满足社会对护理服务的需求,促进人类的健康。

一、世界护理学的发展史

护理学的发展经过了漫长的历史时期,由于时代及历史背景的不同,不同的时期有不同的护理特色。

19 世纪中叶以前,世界各国都没有正规的护理专业和专业的护理人员,医院也很少,医疗与护理没有明显的区别。护理服务多由教会人员担任,常由修女出于爱心及宗教意识而为服务对象提供生活照料及精神安慰。因此,护理专业在当时没有科学的内容,护理人员也不必接受正规教育。护理学的发展主要分为以下几个阶段。

（一）古代护理的发展历程

1. 公元前的护理　自从有了人类就有了护理活动,但在上古时期医学并无科学分工,医、药、护不分,医师一人兼任医师、护士及药剂师的工作,这种情况持续了数千年。因此,当时的护理记录主要是一些文明古国的医疗及护理发展的相关记载。

（1）埃及:埃及是世界古老的文明国家之一,曾有一名叫查脱的医生提出了王室尸体的处理方法——防腐保存法,即制作木乃伊。在此影响下,人们逐渐开始对人体进行研究。当时埃及人已经能够应用各种草药、动物制品及矿物质制成丸、膏等制剂来治疗疾病,同时也出现了包扎、止血、催吐、灌肠等护理技术。但当时的宗教与医、药、护不分,治疗疾病的主要方法仍然以宗教手段为主。

（2）希腊:医学之父希波克拉底破除了宗教迷信,将医学引入科学发展的轨道,使公元前6世纪—公元前4世纪成为医学早期发展的黄金时代。他认为从事医疗的人应以观察、诊断、记录等方法探求疾病的原因,然后对症治疗。他提出了"体液学说",并教会了人们应用冷、热、泥敷等护理技术。他写的医学誓言至今仍被许多国家尊为医学道德的模范。

（3）罗马:罗马富有的法米利亚家族创建了私人医院。罗马医生伽伦以人体解剖的医学观点,创建了独特的医学体系。罗马人在当时非常注意环境和个人卫生及人的保健,如供应清洁的饮用水、修建浴室、修建大型的体育场所等,这些可以看成是预防疾病与促进健康的早期阶段。

（4）印度:印度是一个以佛教为主体的国家,早期的医疗及护理都带有神秘的宗教色彩,多以巫术和魔术为主要的治疗及护理手段。公元前1600年,在古印度婆罗门教的经典著作《吠陀》中记录了道德及医疗行为的准则,要求注意公共卫生设备、养成良好的卫生习惯,并叙述了医药、外科及预防疾病等方面的内容。

统一印度的国王阿索卡按照佛教的教义建立了一批东方最早的医院,并培养医护人员,重视疾病的预防,成立了类似现在的健康治疗小组,成员包括医生、护士、药剂师等人,每个人职责分明,共同承担着预防及治疗疾病的任务。当时由于女性不能外出工作,主要由男性承担护士工作,可以看成是最早的"护士"。当时对这些男护士的要求为身体健康、善良勤劳、忠于职守、具有照顾服务对象的技能、能满足服务对象的需要、遵从医生等。

2. 公元初期的护理　自公元初年基督教兴起后,开始了教会对医护工作一千多年的影响,这个时期没有真正意义上的护理。当时的护理带有很强的宗教色彩,主要是以基督教会的宗教意识来安排及组织护理活动。从事护理工作的主要是修女,她们中的大多数都没有接受过正规的护理训练,但她们出于宗教的博爱和济世宗旨认真护理服务对象,这一时期可以看成是以宗教意识为主要思想的护理初级阶段。

当时在基督教教会的赞助下建立了许多医院、救济院、老人院等慈善机构,由女执事来访问服务对象。公元400年,基督教会的菲碧首先组织修女建立了护理团体,从事护理工作,随后又有一些护理团体成立,使护理组织化、社会化。其中重要的影响人物除菲碧外,还有玛赛拉、菲碧奥拉及波拉等人。

3. 中世纪的护理　中世纪的护理发展主要以宗教及战争为主题。当时的护理工作环境分为一般的医疗机构和以修道院为中心的教会式医疗机构两种。教会式医疗机构都遵循一定的护理原则,按照病情的轻重将服务对象安排在不同的病房。当时护理的重点是改变医疗环境,包括改善采光、通风条件及空间的安排等。

中世纪由于罗马帝国的分裂,整个欧洲处于群雄割据的混乱状态。人们开始了民族大迁徙,医学及护理学的发展极为落后,人们被疾病、战争及天灾所困扰,医院各科混杂在一起,杂乱无章。中世纪后期基督教与穆斯林之间为了争夺耶路撒冷发动了十字军东征,这场战争长达近200年之久。由于连年战争,伤病员大量增加,需要随军救护人员,所以战争中一些信徒组成救护团,其中男团员负责运送伤员,女团员负责在医院里护理服务对象。当时的护理除了重视医疗环境的改善外,也重视护理人员的训练、护理技术的发展、在岗教育、对服务对象的关怀、工作划分等,但护理培训及实践内容很不正规。

在战争之外的欧洲各国,也普遍建立了小型医院。大多数医院由教会控制,护理工作主要由修女承

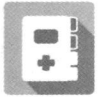

担,对需要接近男性身体方面的工作则被禁止,主要由地位低下的奴役来做这些工作。

4. 文艺复兴时期的护理 从14世纪开始,由于文艺复兴、宗教改革及工业革命的影响,文学、艺术、科学包括医学等领域有了很大发展和进步,出现了一批杰出的医学科学家。比利时的维萨留斯医生写出了第一部人体解剖学著作。随后,英国的威廉·哈威发现了血液循环的原理。从此,近代医学开始朝着科学的方向发展,并逐渐演变成了一门独立的专业。

而护理工作仍然停留在中世纪的状态,由于重男轻女、宗教改革及工业革命的影响,护理事业陷入了长达200年的黑暗时期。当时由于妇女得不到良好的教育,加上宗教改革,医院中的修女不能留在医院或其他医疗场所继续照顾服务对象。此外,工业革命虽然促进了经济的繁荣,但同时也增加了人们的拜金意识,削弱了其爱心、奉献及自我牺牲精神,护理工作不再由充满爱心的教会人员来担任,而主要是一些贫困人家的妇女由于生活所迫而担任。护理人员没有接受过护理训练,也没有护理经验,缺乏工作热情及爱心,爱慕钱财,服务态度恶劣,护理工作处于半瘫痪状态。

直到1576年,法国的天主教神父圣·文森保罗在巴黎成立慈善姊妹会,成员不一定是教会的神职人员,经过一定培训后,这些成员深入群众,为病弱者提供护理服务,深受人们的欢迎,也使护理逐渐摆脱教会的束缚,成为一种独立的职业。

(二)近代护理学的发展历程

近代护理学的发展主要是从南丁格尔时期(图1-1)开始的。

南丁格尔(1820—1910)于1820年5月12日出生在意大利佛罗伦萨城的一个富有家庭,5岁随父母迁居英国。其父母博学多才,使南丁格尔从小受到了良好的家庭教育。除了学习英语之外,父亲还教授她学习拉丁文、希腊文、法文、德文和意大利文,以及数学、哲学、历史、音乐等。良好的教育奠定了她坚实的科学理论基础,并使南丁格尔成为一位天资聪颖并有着虔诚宗教信仰与社会道德观和坚毅性格的女性。

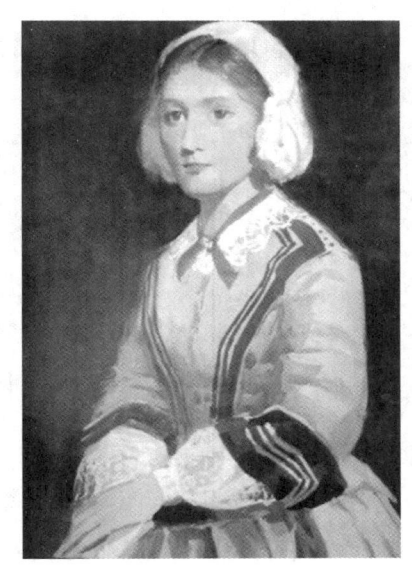

图1-1　南丁格尔

19世纪中叶,南丁格尔首创了科学的护理事业,使护理学逐步走上了科学的发展轨道及正规的教育渠道。国际上称这个时期为南丁格尔时期,这是护理学发展的一个重要转折点,也是近代护理学的开始。

当时在英国从事护理工作的除了修女之外,就是一些为了生计的贫困妇女。因此,社会上有一种鄙视护理的现象。南丁格尔不顾家庭的阻挠和社会舆论的反对,毅然决定去做护士。她曾到法国、德国、希腊等地考察,了解这些国家的护理概况,丰富了自己的阅历,坚定了立志献身护理事业的决心。她自学护理相关知识,积极参加一些医学社团进行的关于社会福利、儿童教育及医院设施的改善等问题的讨论。1850年,她只身去德国参加一个护士训练班,并深入考察英、法、德各国的护理工作。

1853年,她又去法国学习护理管理知识。回国后,她被任命为英国伦敦妇女医院的院长。她强调新鲜的空气、舒适且安静的环境对服务对象健康恢复的重要性。

1854—1856年,英、法等国与俄国爆发了克里米亚战争,英军的医疗设备及条件非常落后,当时在战场上浴血奋战的英国士兵由于得不到合理的救护致使伤病员死亡率高达42.0%。这种状况被新闻媒体披露后,引起了英国朝野的极大震动及舆论的哗然。得知这种情况后,南丁格尔带领38名护士,顶着前线医务人员的抵制及非难,克服重重困难,凭着对护理事业的执着追求及抱负,自愿到前线救护伤病员。

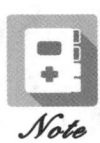

南丁格尔誓言

余谨以至诚,于上帝及会众面前宣誓:终身纯洁,忠贞职守,尽力提高护理专业标准;勿为有损之事,勿取服或用有害之药;慎守患者及家务之秘密,竭诚协助医师之诊治,务谋病者之福利。

谨誓!

南丁格尔在前线医院充分显示了自己各方面的才能,她利用自己的声望及威信募捐了 3 万英镑,为医院添置药物及医疗设备,改善了前线医院的环境及条件,并改变了医院的组织结构。她同时设法改善伤病员的伙食,千方百计为士兵创造最好的恢复环境。她夜以继日地工作,解除士兵的身心痛苦,被士兵称为"提灯女神"。在她所率领的护士的共同努力下,伤病员的死亡率由 42.0% 迅速下降到了 2.2%。她们的行为及工作效果,不仅让全英国震惊,而且也改变了人们对护理的看法。经过克里米亚战争的护理实践,南丁格尔更加坚信护理是一门科学。1860 年,她用英国政府奖励给她的 44000 英镑,在英国圣托马斯医院创办了世界上第一所护士学校,为近代护理学科打下了理论和实践基础。她终身未婚,将自己的一生都奉献给了护理事业。

南丁格尔根据她的护理实践经验撰写了许多护理著作。其中名为《影响英军健康、效率与医院管理问题摘要》的报告被认为是当时医院管理最有价值的文献。文中提出很多有针对性和实用性的改进意见,并使预防医学的观点逐渐被人们接受和重视。南丁格尔在 1858 年及 1859 年分别写下《医院札记》和《护理札记》。在《医院札记》中,她阐述了自己对改革医院管理及建筑方面的构想、意见及建议。在《护理札记》中,她以随笔的方式阐明了自己的护理思想及对护理的建议。这两本书多年来被视为各国护士必读的经典护理著作。

为了表彰南丁格尔对护理事业的贡献,国际护士会将每年的 5 月 12 日定为护士节,并成立了南丁格尔国际护士基金会。此基金会主要为各国的优秀护士提供继续学习的奖学金。在南丁格尔逝世后第二年,国际红十字会正式确定颁发南丁格尔奖,这是国际上有关护士的最高奖项,一般每两年颁发一次。我国从 1983 年开始参加第 29 届南丁格尔奖的评选活动,截至 2017 年第 46 届南丁格尔奖,我国先后有79 名优秀护理工作者获此殊荣。

(三)现代护理学的发展

现代护理学的发展经历了三个阶段,分别为以疾病为中心的护理阶段、以患者为中心的护理阶段和以人的健康为中心的护理阶段。

1. 以疾病为中心的护理阶段(19 世纪 60 年代—20 世纪 40 年代) 此阶段为现代护理学的发展初期。医学在摆脱宗教和神学后得到迅猛发展,生物医学取得了辉煌成就,人们认为健康就是没有疾病,疾病是由生物学方面的因素所致,一切医疗行为包括护理工作都围绕疾病进行。护理从属于医疗,护士是医生的助手。护理过程中见病不见人,重视疾病护理,忽视人的心理、社会因素对健康的影响及对人的全面照顾。

2. 以患者为中心的护理阶段(20 世纪 40 年代—20 世纪 70 年代) 20 世纪中叶,系统论、人类基本需要层次理论等许多社会科学中有影响的理论相继提出,奠定了护理学进一步发展的基础。1977 年美国医学家恩格尔提出了"生物-心理-社会"医学模式,使人们认识到人的健康除与生理有关外,还与心理、社会环境有关。这一阶段,开始重视人的整体护理,护理从以疾病为中心转向了以患者为中心的阶段。

3. 以人的健康为中心的护理阶段(20 世纪 70 年代至今) 随着社会的进步及物质生活水平的不断提高,人们对健康的需求越来越高,保障人类健康已经是广大群众的共同需求。1977 年世界卫生组织(WHO)提出了"2000 年人人享有卫生保健"的战略目标,使"以人的健康为中心的护理"成为护理发展的必然趋势。护理的服务对象从患者扩大到包括健康人在内的全人类,护士的任务从注重疾病、患者护

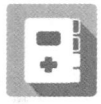

理扩展到关注健康、提供健康的全程护理。1973 年,国际护士会提出,护士的权利和义务是"预防疾病、保持生命、减轻痛苦、促进健康"。护理的工作场所从医院扩大到家庭及社区。

二、我国护理学的发展史

(一)传统医学与护理

我国传统医学历史悠久,其特点是医、护、药不分;强调"三分治,七分养",养即护理;有其独特的理论体系,按阴阳、五行、四诊、八纲辨证施治;病因方面考虑内伤七情、外感六淫等心理及环境因素;治疗时将患者作为一个整体来全面考虑。我国丰富的医学典籍及历代名医传记中都有关于护理技术和理论的记载,许多内容对现代护理仍有指导意义。

春秋末年,齐国名医扁鹊提出"切脉、望色、听声、写形,言病之所在",这不仅为创立医学做出了贡献且说明了病情观察的方法和意义。

西汉著名的《黄帝内经》是我国现存最早的医学经典著作,全书强调对人的整体观念和预防思想,记载了疾病与饮食调节、精神因素、自然环境和气候变化的关系,并提出要"扶正祛邪",加强自身防御和"圣人不治已病治未病"的医学观点。

东汉末年名医张仲景总结自己和前人的经验著书《伤寒杂病论》,发明了猪胆汁灌肠术、人工呼吸和舌下给药法。东汉末年的另一位名医华佗在医治疾病的同时,创造了模仿虎、鹿、猿、熊、鸟动作姿势的"五禽戏",以增强体质、预防疾病。晋朝葛洪所著《肘后方》中有筒吹导尿术的记载:小便不通,土瓜根捣汁,入少水解之,筒吹入下部。

唐代医学进一步发展,名家辈出,孙思邈著《千金要方》及《千金翼方》,除总结前人和自己的医学经验外,还提倡应有高尚的医德,他还改进了前人的筒吹导尿术,采用细葱管进行导尿。

明末吴又可著《瘟疫论》,对一些传染病的致病因素和防治方法做了探讨。清朝时期的医学名家刘纯通过实践和总结,使瘟病理论更趋完善,很多医家对"七分养"都很重视,并提出了一些具体措施。

随着医学和药学的发展,有许多行之有效的调养和护理方法散在地记录于中医的著作中,但由于传统医学中医、护、药不分,护理没有得到独立发展的机会。

(二)中国近代护理的发展

中国近代护理的发展是在鸦片战争前后,随着西方列强的入侵,宗教和西方医学也开始进入中国。1820 年,英国医生在澳门开设诊所。1835 年,英国传教士帕克在广州开设第一所西医医院,两年后,这所医院以短训班的形式开始培训护理人员。

1884 年,美国护士兼传教士麦克尼来华,在上海妇孺医院推行现代护理,并于 1887 年开设护士训练班。

1888 年,美国护士约翰逊在福州成立了中国第一所护士学校。

1920 年,北京协和医院开设高等护理教育专业,学制 4~5 年,五年制毕业学生授予理学学士学位。

1934 年,教育部成立医学教育委员会,下设护理教育专门委员会,将护理教育改为高级护士职业教育,招收高中毕业生,护理教育纳入国家正式教育体系。

抗日战争期间,许多医护人员奔赴延安,在解放区设立医院,护理工作受到党中央的重视和关怀。1931 年在江西开办了"中央红色护士学校",1941 年在延安成立了"中华护士学会延安分会"。毛泽东同志于 1941 年和 1942 年分别为护士题词:"尊重护士,爱护护士""护理工作有很大的政治重要性"。

(三)中国现代护理的发展

中华人民共和国成立以后,我国的医疗卫生事业有了很大发展,护理工作进入了一个新时期。特别是党的十一届三中全会之后,改革开放政策进一步推动了护理事业的发展。

1. 护理教育体制逐步完善 1950 年在北京召开了全国第一届卫生工作会议,会议上对护理专业教育进行了统一规划,将护理教育列为中等教育之一,并规定了护士学校的招生条件,成立了教材编写委员会。

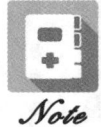

Note

1952 年后取消了高等护理教育。

1961 年,北京第二医学院再次开设高等护理教育专业。

1966—1976 年,护士学校几乎停办。

1976 年后,为解决护士短缺的问题,许多医院开办了两年制的护士培训班,我国护理进入恢复、加强、整顿和发展的新阶段。

1979 年,卫生部先后下达《关于加强护理工作的意见》和《关于加强护理教育工作的意见》,加强和发展护理工作和护理教育,统一制订了中专护理教育的教学计划,编写了教材和教学大纲。

1980 年,南京医学院率先开办高级护理专修班。

1983 年,天津医学院率先在国内开设了五年制本科护理教育专业。

1984 年,教育部和卫生部召开了全国高等护理专业教育座谈会,明确指出要建立多层次、多规格的护理教育体系,培养高层次护理人才,充实教学和管理等岗位,以提高护理工作质量,促进学科发展,尽快缩小与先进国家的差距。这次会议不仅是对护理高等教育的促进,也是我国护理学科发展的转折点。

1985 年,全国 11 所高等医药院校设立了护理本科教育专业。

1992 年,在北京开设了护理学硕士研究生教育课程,并逐渐在全国建立了数个硕士学位授予点,形成了中专、大专、本科、研究生 4 个层次的护理教育体系。1996 年,中国协和医科大学率先成立护理学院。

2004 年,中国协和医科大学、第二军医大学分别开始招收护理学博士研究生。

自 20 世纪 80 年代以来,全国许多地区开展了各种形式的护理成人教育,促进了护理人才的培养,使护理队伍的结构逐渐趋向合理,也体现了终身教育对护理队伍建设的意义。

2. 临床实践水平逐步提高　自 1950 年以来,临床护理工作一直以疾病为中心,医护分工明确,护士为医生的助手,护理工作处于被动状态。1980 年以后,随着我国的改革开放,逐渐引入国外有关护理的概念和理论,认识到人的健康与疾病受心理、社会、文化、习俗等诸多因素的影响,护理人员开始加强基础护理工作,并学会分析、判断患者的需求,探讨如何以患者为中心,应用护理程序为患者提供积极、主动的整体护理,护理工作的内容和范围不断扩大。同时,器官移植、显微外科、重症监护、介入治疗、基因治疗等专科护理及中西医结合护理、社区护理等也得到了迅速发展。

3. 护理管理体制逐步健全　为加强对护理工作的领导,国家卫生健康委员会医政医管局设置护理与康复处,负责统筹全国护理工作,制定有关政策、法规。各省、市、自治区、直辖市卫生厅(局)在医政处下设专职护理管理干部,负责协调管辖范围内的护理工作。各级医院健全了护理管理体制,以保证护理质量。

1979 年,经国务院批准,卫生部颁发了《卫生技术人员职称及晋升条例(试行)》,明确规定了护理专业人员的职称类别(高级、中级和初级)。根据这一条例,各地制定了护士晋升考核的具体内容和方法。

1993 年 3 月,卫生部颁发了我国第一个关于护士执业和注册的部长令即《中华人民共和国护士管理办法》。1995 年 6 月首次举行了全国范围的护士执业资格考试,考试合格获执业资格证书方可申请注册,护理管理工作开始走向法制化轨道。为了维护护士的合法权益,规范护理行为,促进护理事业发展,保障医疗安全和人民健康,2008 年 1 月 23 日,国务院第 206 次常务会议通过了《护士条例》,并于 2008 年 5 月 12 日起施行。

4. 护理专业研究水平不断提高　1990 年以后,随着经过高等护理教育培养的第一批学生进入临床、教育和管理岗位,我国的护理研究有了较快的发展。一些高等护理教育机构或医院设立了护理研究中心,为开展护理研究提供场所和条件,所进行的研究课题及研究的成果对指导临床护理工作起到了积极作用,在学术交流会或学术期刊上发表的科研文章日益增多,且质量不断提高。

5. 学术交流日益增多　1950 年以后,中华护理学会积极组织国内的学术交流。1977 年以来,中华护理学会和各地分会先后恢复学术活动,多次召开护理学术交流会,举办各种类型的专题学习班、研讨会等。中华护理学会及各地护理学会逐步成立了学术委员会和各护理专科委员会,以促进学术交流。1954 年创刊的《护理杂志》复刊(1981 年更名为《中华护理杂志》)已在全国发行。我国较有影响的护理杂志还有《护士进修杂志》《中国实用护理杂志》等。

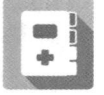

第二节 护理学的性质和范畴

在全球范围内,目前对护理学的概念尚没有公认的标准定义。国际护士会(ICN)认为护理学是帮助健康的人或患病的人保持或恢复健康,预防疾病或平静地死亡。美国护士会(ANA)认为护理学通过判断和处理人类对已经存在或潜在的健康问题的反应,并为个人、家庭、社区或人群代言的方式,达到保护、促进健康及最大限度提高健康能力,预防疾病及损伤,减轻痛苦的目的。我国著名的护理专家林菊英认为护理学是一门新兴的独立学科,护理理论逐渐形成体系,有其独立的学说及理论,有明确的为人民服务的思想。

综上所述,护理学是健康学科中一门独立的应用性学科,是以自然科学及社会科学为基础,研究如何提高及维护人类身心健康的护理理论、知识及发展规律的科学。

一、护理学的性质

1. 自然科学(natural science)属性 自然科学是研究自然界中各种特质和现象的科学,包括物理、化学、解剖学、生理学等。自然科学知识已广泛应用在护理学科中。如:在护理中,为中毒患者洗胃,运用了虹吸原理;为呼吸道阻塞患者吸痰,运用了负压吸引原理;为患者静脉输液,运用了液体静压原理等。另外,人体本身是个化学加工厂,根据化学知识可观测人体内环境的稳定,如体内的酸碱平衡、药物代谢等;运用生理学、解剖学知识可对人体进行定位检查及疾病治疗,如采用外科手术及各种穿刺治疗、注射等方法。

2. 社会科学(social science)属性 社会科学是研究社会现象的科学,如社会学、行为学、心理学、伦理学、哲学及美学等。护理学的研究对象是整体的人,是具有生物和社会双重属性的人。人的健康不仅是指生理方面,还包括心理和社会等方面,即护理人员应具备相应的社会科学知识,才能满足护理对象的各种需要,同时要关注社会环境对人类健康的影响。

3. 应用科学(applied science)属性 护理学具有较强的实践性。护理工作对护理人员提出的要求是既要具备一定的理论知识,也要熟练掌握各项操作技能。如:在抢救心搏骤停患者时,胸外按压的部位、深度、频率等都直接关系到患者复苏的成败;抢救危重患者时,护士熟练、准确的操作是抢救患者的关键,这就要求护士能在临床实践中将护理理论与实践相结合。

二、护理学的范畴

科学技术的发展和人民生活水平的提高,使护理的工作内容逐渐丰富,护理学的范畴也不断扩大和发展。

(一) 护理学的理论范畴

1. 护理学研究的对象 护理学研究的对象随学科的发展而不断变化,从研究单纯的生物学概念的人向研究整体的人、社会的人转化。

2. 护理学与社会发展的关系 护理学与社会发展的关系体现为研究护理学在社会中的作用、地位和价值,研究社会对护理学发展的促进和制约因素。如:老年人口增多、慢性病患者增加使社区护理迅速发展;掌握健康教育技巧和能与他人有效合作已成为对护士的基本要求;信息通道的不断发展使护理工作效率得以提高,也使护理专业向网络化、信息化迈出了坚实的步伐。

3. 护理专业知识体系与理论架构 专业知识体系是专业实践能力的基础。自 20 世纪 60 年代以来,护理界开始致力于发展护理理论与概念模式,并将这些理论用于指导临床护理实践,对提高护理质量、改善护理服务起到了积极的作用。

4. 护理交叉学科和分支学科 护理学与自然科学、社会科学、人文科学等多学科相互渗透,在理论

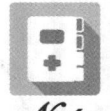

上相互促进,在方法上相互启迪,在技术上相互借用,形成了许多新的综合型、边缘型的交叉学科和分支学科,从而在更大范围内促进了护理学科的发展。

（二）护理学的实践范畴

1. 临床护理（clinical nursing）　临床护理服务的对象是患者,临床护理包括基础护理和专科护理。

（1）基础护理:以护理学的基本理论、基本知识和基本技能为基础,结合患者生理和心理特点及治疗康复的需求,满足患者的基本需要,如基本护理技术操作、排泄护理、饮食护理、病情观察等。

（2）专科护理:以护理学及相关学科理论为基础,结合各专科患者的特点及诊疗要求,为患者提供护理,如各专科患者的护理、急救护理等。

2. 社区护理（community care）　社区护理是借助有组织的社会力量,将预防医学和护理学的知识与技能相结合,以社区人群为服务对象,为个人、家庭和社区提供健康促进、疾病预防、早期诊断、早期治疗、减少残障等服务,提高社区人群的健康水平。社区护理实践属于全科医学范畴,是为整个社区人群实施连续及动态的健康服务。

3. 护理管理（nursing management）　运用管理学的理论和方法,对护理工作的诸要素（如人、物、财、时间、信息等）进行科学的计划、组织、指挥、协调和控制,以提高护理工作的效率和质量。

4. 护理研究（nursing research）　护理研究多以人为研究对象,用科学的方法探索未知,回答和解决护理领域的问题,直接或间接地指导护理实践。

三、护理工作方式

不同的护理工作方式有各自不同的特点,每种工作方式都是为适应整体护理的需要,在原来的基础上进行改进和提高的。由于临床护理工作的分工、班次和责任的不同,在护理实践中可以择优选用。

（一）功能制护理

功能制护理（functional nursing）是一种以疾病为中心的护理模式,以完成各项医嘱和常规的基础护理为主要工作内容,将日常工作任务依工作性质机械地分配给护理人员,护士被分为治疗护士、办公室护士、生活护理护士、巡回护士等来完成护理服务。

1. 特点　以完成医嘱和执行常规基础护理为主要工作内容,以工作内容为中心分配任务,分工明确,流水作业,易于管理,节省人力。

2. 适用范围　护理人员不足的情况下。

3. 优点　分工明确,易于管理,节省人力。

4. 缺点　由于参与同一患者护理工作的人员过于复杂,每个护士都无法掌握患者的全部病情,没有整体概念,容易忽视患者的心理因素和社会因素。

（二）小组护理

小组护理（team nursing）是以分组护理的方式对患者进行整体护理。护士以小组为单位进行护理活动,一般每个护理小组分管 10～15 位患者。小组成员由不同级别的护理人员构成,各司其职,在小组组长的计划、指导下提供护理服务,进行护理绩效评估。

1. 特点　分组分管患者,各级护士各负其责,病房护理小组的成员可以同心协力,有较好的工作气氛,使护理工作有计划、有步骤地进行。新护士分配到病房工作时,不会因不熟悉而引起情绪紧张。

2. 优点　对患者情况的掌握比功能制护理全面,能发挥各级护理人员的作用,人尽其才,能了解患者的一般情况。

3. 缺点　对患者情况的掌握依然相对零散,同时,有些组长的管理能力有限,不能很好地组织和安排对患者的护理,也会使一些患者的需要被忽视;患者仍没有一位固定的护士负责,护士的个人责任感下降。

（三）个案护理

个案护理（case nursing）是指一位护士护理一位患者,即由专人负责实施个体化护理。

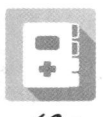

1. 适用范围 适用于抢救患者或某些特殊患者,也适用于临床教学。

2. 优点 能掌握患者的全部情况,责任明确。

3. 缺点 耗费人力。

（四）责任制护理

责任制护理(primary nursing)是指由责任护士和辅助护士按照护理程序的工作方法对患者实施全面、系统和连续的整体护理。责任制护理以患者为中心,增强了护士的责任感,护士真正将患者当做"我的患者",患者增加了安全感,具有护士是"我的护士"的归属感,使护患关系更加密切。护理工作由责任护士和辅助护士按照护理程序的工作方法对患者进行全面、系统和连续的整体护理,要求责任护士在患者入院到出院的全过程中均实行 8 小时在班、24 小时负责制。由责任护士评估患者情况,制订护理计划,实施护理措施及评价护理效果,辅助护士按责任护士的计划实施护理。

1. 特点 由责任护士、辅助护士按护理程序对患者进行全面、系统和连续的整体护理;能以患者为中心,全面掌握患者情况。

2. 优点 适应了医学模式的转变,患者有固定的护士负责。

3. 缺点 责任护士的文字工作过多,24 小时负责过于理想化,有时出现流于形式的情况。

（五）综合护理

综合护理(synthesis nursing)是一种通过最有效地利用人力资源、最恰当地选择并综合应用上述几种工作方式,为服务对象提供高效率、高质量、低消耗的护理服务方式。综合护理是针对 20 世纪 70 年代兴起的责任制护理存在的问题(如要求合格护理人员的数量较多和经费开支较大等)而改进的一种新的护理方式。这种护理方式在 20 世纪 90 年代传入我国,在美国护理专家的帮助下形成了系统化整体护理(holistic care)的新方式。系统化整体护理是以患者为中心,以现代护理观为指导,以护理程序为基本框架,并将护理程序应用于护理业务与管理的方法。这是一种患者满意度高的护理方式,但是也要有足够的护理人员,才能名副其实。

其主要特点如下:各医疗机构可根据机构的资源配备情况,选择符合自身特点的护理工作方法和流程,最终目标是促进患者康复,维持其最佳健康状态;根据患者需要,加强对护理人员的培训;要求明确不同层次人员与机构的职责与角色;既考虑了成本效益,又为护士的个人发展提供了空间和机会。

以上各种护理工作方式是有继承性的,新的工作方式大多是在原有工作方式基础上进行改进和提高的。每一种护理工作方式,在护理学的发展历程中都起着重要作用。

第三节 护理学的发展趋势

一、现代护理学的发展趋势

随着社会的进步和科学的发展,护理教育水平不断提高,护理研究广泛开展,护理实践的复杂性增加,护理知识体系的完善和扩展,护理学逐渐成为独立的专业。下文以发展较快的美国护理为例进行介绍。

（一）护理教育的发展

1. 多层次护理教育 强调护理教育应纳入高等教育主流。1980 年的调查表明,在 140 万注册护士当中,约 60% 为学士,5% 为硕士,1% 为博士,同时开展在职护士的继续教育,形成多渠道护理教育,如自学考试、函授、夜大、远程教学等多种形式的学历和非学历教育,使在职护士的护理教育层次得到不断提高。

2. 课程设置体现医学模式转变 学校根据自己的教学理念设置教学模式。专业课程多以人的生

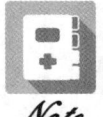

命发展阶段来设置,如母婴护理、儿科护理、成人护理、老年护理、临终关怀等课程,并且重视人文学科,开设哲学、文学、音乐、社会学、心理学、伦理学、教育学、卫生法律等课程,人文类课程所占比例超过全部课程的三分之一。

3.培养开业护士 本科毕业的护士经过两年的硕士教育,获得学位后,允许其独立开业,并有处方权,能够独立诊断和治疗常见病,以适应社区护理、家庭护理的需要,降低了医疗保险费用。

(二)护理实践的发展

(1)向专科化发展。

(2)社区护理的发展。

(3)积极开展健康教育。

(三)护理管理的发展

实行护士领取执照就业和注册考试制度,用法律手段保证护理质量,维护消费者和护士双方的权益。护士在医院管理方面也有较大的独立性,全面负责护理质量管理,同时在人事聘用、费用预算、工资和奖金发放等方面有自主决定权。

(四)护理研究和护理理论的发展

由于护理教育层次的提高,一大批具有研究能力的护理临床工作者积极参与研究工作,并与其他健康保健服务人员合作,进行了许多护理临床和理论方面的研究。1955年美国护士基金会成立,为护理科研的开展提供了有力的经费支持。护理科研的广泛开展促进了护理概念的转变和护理理论的发展,改变了自南丁格尔创立现代护理学以来,护理缺乏系统的护理理论指导的落后局面,提出了一些有独特见解的护理理论和模式。正是这些护理理论的提出,影响了世界护理的发展方向,改变了一些人否认护理是一门科学专业的偏见,提高了护理专业的地位。

此外,美国的护理团体和护理刊物也发展很快,《美国护理杂志》和《护理研究》均是创刊较早、影响较大的专业杂志。

二、中国护理学的发展趋势

(一)积极发展护理教育

开展多层次、多渠道的护理教育,积极发展高等护理教育,适当增加硕士教育,开设博士教育,缩小中等护理教育规模,并加强在职护士教育,逐步过渡到所有护理从业人员都达到大专以上学历的水平。课程设置要适应社会对护理的需求,增加人文社会科学内容,加强实践环节,提高毕业生解决问题的能力。各医药院校要重视护理师资的培养,逐步做到护理专业课程由护理专业教师担任,以适应护理专业特点的客观需求。

知识链接

Commission on Graduates of Foreign Nursing Schools International (CGFNS International,外国护校毕业委员会)是专门针对在美国本土以外接受护士教育的护士所设置的考试机构。CGFNS在全世界38个国家和地区共设有59个考试中心,其中包括中国的香港、台湾、北京、上海、成都和广州,CGFNS International的主要功能是负责为在美国之外地区接受护理教育的护士主办"资格鉴定考试"。

注册护士(registered nurse,RN)执照是在美国做注册护士的必考执照。在美国任何一个州或特区合法从事注册护士工作之前,必须取得该州的RN执照(RN license)。要获得RN执照必须首先向该州申请参加并通过NCLEX-RN考试(美国注册护士执照考试,也可简称为RN考试)。

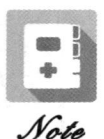

（二）提高护理临床质量

科学技术的发展和医疗体制的改革，医院急危重症患者的增多，护理向专科化方向发展，护理的工作量和复杂性均在增加，对护士提出了更高的要求。同时，在护理服务中关注患者生理、心理和社会各方面的需求，运用护理程序实施以人为中心的整体护理，加强护患间的交流沟通，建立良好的护患关系，提供优质护理服务。另外还要做到按职称上岗，充分发挥不同层次护理人员的积极性，以助于护理质量的提高。

（三）逐步扩大护理工作范围

随着社会对护理需求的扩大，护士将进一步走出医院，深入家庭和社区开展健康宣教、妇幼保健、家庭康复护理、临终关怀护理等服务，充分发挥护理人员在社会卫生保健体系中的优势，提供社会需要的各种服务。护士需要不断提高自己独立处理问题的能力，在工作中获得更多的自主权，并争取以立法的形式给予保障。护士将与医生和其他卫生保健人员形成互补和合作关系，成为初级卫生保健的重要力量。

（四）开展护理研究，完善护理理论

我国的护理研究刚刚起步，护理人员的科研素质和意识都有待提高，护理学术团体应为护士指导研究方向，并设立研究基金。各级管理者应为护士开展研究工作提供更多物质上和时间上的支持，以增进国内和国际的护理学术交流。

护理研究的广泛开展将促进护理理论的不断完善，进一步指导护理实践。由于目前大部分的护理理论均来自西方国家，我国对护理理论的翻译、理解和应用尚有一定的局限性，不利于我国护理事业的发展。随着我国护理教育水平的提高和护理实践的发展，结合传统的中医护理的特点，应该发展适合我国国情的护理理论。

三、护理工作展望

随着科学技术的高度发展和信息时代的到来，护理观念也在不断更新，不仅为护理事业的发展提供了无限广阔的天地，同时也给护理工作的发展带来了机遇和挑战。

（一）护理工作国际化

护理工作国际化主要包括专业目标国际化、专业标准国际化、职能范围国际化、管理国际化、教育国际化、人才流动国际化，以及跨国护理援助和护理合作。多元化的护理、外语尤其是英语及计算机的普遍应用将成为这一时期护理工作的主要特点。

（二）护理工作市场化

护理工作市场化是指随着市场经济的发展和市场竞争的日益激烈，护理工作将被推向市场。其主要表现为护理人员的流动和分布将由市场来调节，护理服务的内容和范畴也将根据市场需求的变化而变化。服务第一、质量至上的宗旨将成为护理专业在市场竞争中的主要立足点。随之而来的许多护理体制的变革，如护理人员聘用制、结构工资制的推行、护士独立开业的增多、家庭护理和社区护理的推广等，都体现了护理工作市场化的特点。

（三）护理工作社会化

护理工作的社会化表现在护理对象上，由患者群体扩大到整个社会群体，由只关注个体到重视群体；在护理服务项目上，由只提供技术服务扩大到为社会提供身心的整体护理和卫生保健的多项服务；在护理服务范围和形式上，从院内封闭性服务扩大到院外整个社会的开放性服务。随着老年社会的到来，慢性疾病及与不良行为、不良生活方式相关疾病的增多，人们对健康保健的需求日趋多元化，对健康保健服务便捷化的要求日益强烈。在这种形势下，许多护士必将深入家庭和社区开展工作，使护理工作走向社会。同时，由于健康教育的广泛开展，预防为主的观点将成为护理社会化的又一特点，而护理人员将为这种护理社会化的实现提供必需的健康教育和指导，并且成为健康教育的主力军，与其他医务人

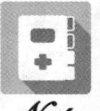

员一起担负着维护人类健康的重任。

（四）护理服务多元化

随着经济的不断发展,人们对健康的追求不断提高,医疗管理制度也逐渐完善,护理服务的质量也日益受到人们的关注,护士除了做好基础护理工作外,还应该为患者提供个性化的护理及心理护理,为其营造一个安静舒适的环境,以促进患者早日康复。

（五）护理管理科学化

护理管理作为医疗活动的重要组成部分,逐渐被社会和各级领导所重视,护理服务的质量在一定程度上可影响医院的形象和医疗质量,所以护理管理的规范化、科学化也日益受到重视。

（1）管理理念的转变,推动管理方式的制度化。

① 提倡全员参与的理念。

② 持续改进理念的应用。

（2）护理质量管理方法创新。

① 定期修订各项护理质量检查表。

② 护理质量检查方法的改变。

③ 护理质量检查时段的变化。

④ 完善护理质量考核评价方法。

⑤ 不断完善考核检查记录表和月考核结果信息反馈表。

⑥ 加强对护理缺陷的管理。

（3）多渠道培养护理人才。

（4）创造沟通交流的平台。

（5）通过发现问题、解决问题使护理管理得以完善。

（六）护理中国特色化

随着中医学的研究在全球范围的兴起,中医护理也已引起各国护理界的高度重视。将中医护理的理论融入现代护理理论中是我国护理界的一个重要课题和研究方向。结合阴阳、五行等学说进行辨证施护是这种护理理论的主要特点,具有中国特色的护理理论和技术方法,将为全人类护理事业的发展做出重要贡献。

第四节　护理专业的性质和发展趋势

护理是一门技术性的职业,还是一门具有独特理论体系的专业,是国内外医学界及护理界长期争议的问题。由于社会的不断发展、科学的日新月异,人们对健康及护理专业的要求越来越高,使护理专业不断地向深度及广度发展,成为一门独立的学科及专业,并具有很强的科学性、社会性及服务性。

一、专业的特征及护理专业

社会学家指出,一门专业的形成往往以满足人的某种需要、为社会谋福利开始,先是职业活动再演变为专业活动。在这种转化过程中,一门专业逐渐建立了其科学的理论体系、正规的教育过程、独特的实践方式及特定的社会地位。医学专业正是沿着这条道路转化的。在由职业转化为专业的过程中,医学逐渐淡化了其慈善及关怀的中心,而将医疗、科技手段作为专业的基础,并逐渐形成了自己独特的理论及实践体系。

由于护理工作本身具有特殊性,从事护理职业人员的性别相对单一,以及护理专业形成过程中的历史原因,其专业化的进程极其艰难与缓慢。护理在 20 世纪 50 年代以前一直被许多人认为是类专业或

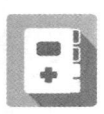

辅助专业。从 20 世纪 50 年代开始,国外护理界从完善护理教育体制、提高护理科研水平、开展护理理论的研究、完善专业团体的功能等方面推动护理向专业化的方向发展,使护理逐渐由一门技术性的职业转化为一门新兴的专业。

（一）专业的特征

社会学家认为,一门专业必须具有如下特征。

1. 以提供满足社会需要的服务为目的 一门专业必须具备能为人类的某些方面服务的特征,并符合社会及时代对专业的需求。

2. 有完善的教育体制 完善的教育体制是形成专业的基础,任何一门专业的从业人员必须 经过严格的专业高等教育,才能胜任本专业的工作。

3. 有系统完善的理论基础 任何一门专业必须有完善的理论基础及技术来支持其实践及科研体系,并获得公众的认同及尊重。

4. 有良好的科研体系 科研是保证专业更新及发展的重要手段,只有不断地更新及发展才能保证专业的生命力。

5. 有专业自主性 一般每个专业都必须具有相应的专业组织,专业组织制定一定的伦理、道德等专业规范来检查和约束其从业人员的专业活动。专业组织依据这些标准来进行同行监督和自我检查,以维持高质量的服务标准,其目的是提高专业的整体水平,争取专业的社会地位及工作自主权,为其从业人员谋福利等。

（二）护理专业

传统观念上护理被认为是一门职业（occupation）或半专业（semi-profession）,经过相关人员多年的努力及护理专业从服务、教育、科研及专业组织等方面的不断完善与发展,护理已经成为初具雏形的专业。

1. 以提供满足社会需要的服务为目的 护理专业的从业人员应用自己的专业知识及技能,为服务对象提供各种护理服务,其目的是保障服务对象的健康及安全,最大限度地满足服务对象的健康需要。

2. 有完善的教育体制 护理教育已经形成了多渠道、多层次的教育体制。目前,西方有护理学士、硕士、博士、博士后等不同的教育方式,我国也有中等专业、大学专科、大学本科、硕士及博士教育体制,并在逐步探索博士后教育。

3. 有系统完善的理论基础 护理学以社会科学、自然科学及医药学作为理论基础,并不断地探讨其独特的理论体系,以指导护理教育、科研和实践。

4. 有良好的科研体系 国外护理科研体系正在逐步地实施及完善。我国的护理科研也初具雏形,并随着硕士和博士教育的不断开展而逐渐发展及完善。

5. 有专业自主性 护理专业有自己的专业组织,有自己的护理质量标准,并有执业考试及定职考核制度,有护理伦理及法律方面的要求。

二、护理专业的工作范畴

护理专业的工作范畴广泛,涵盖人类健康与疾病的各个领域,根据不同的划分方式有不同的内容。

（一）根据护理功能来划分

护理功能是护士在执行护理措施时所从事的各种活动,按照护士在执行这些护理措施时的自主程度,可以将护理功能分为以下三种。

1. 独立性护理功能（independent function） 护士应用自己的专业知识及技能来决定的护理措施及护理服务,如对服务对象病情的观察、采取增进服务对象舒适的护理措施、糖尿病患者的自护指导等。

2. 合作性护理功能（interdependent function） 护士必须与医疗小组的其他人员密切配合及协作才能完成的护理功能,如与医生配合对服务对象进行诊断及治疗、与营养师配合对服务对象进行饮食方面的指导、与理疗师配合指导服务对象的康复训练等。

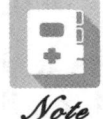

3. 依赖性护理功能(dependent function) 护士需要按照医生的处方及其他医嘱对服务对象所实施的护理,如遵医嘱对服务对象应用各种药物、使用呼吸机等。

虽然从概念上划分护理具有以上不同的功能,但在实际护理工作中这三种功能不能完全分开。如:按照医生的处方对服务对象注射药物,这属于依赖性护理功能;但用药后观察服务对象对药物的反应及药物疗效,则属于独立性护理功能;如果服务对象用药后出现了一定的副作用,则需要医生与护士共同抢救,则属于合作性护理功能。

(二)根据工作的专业性质来划分

1. 专业性(professional) 专业性的护理活动范围广、复杂多变、无章可循,要求护士依据自己的专业知识及能力,敏锐地观察、分析及解决护理问题。因时间、地点、服务对象的身心状况的不同而采取不同的护理方式。这种功能要求从业人员要接受正规的专业教育及继续教育,以便在不同的场合随机应变地处理好服务对象的问题。

知识链接

美国注册护士的职责及工作场所

美国护士会规定,注册护士的职责如下:①获取健康史,进行健康评估。②提供健康促进、健康咨询及健康教育。③给药,伤口护理及其他相关的个人护理。④解释患者的信息,并在此基础上进行护理行为决策。⑤作为健康服务团队成员,与其他卫生服务人员合作。⑥指导及监督初级护理人员(如操作护士及护理员)的工作。⑦进行护理科研,以改善护理实践及患者的康复效果。

注册护士的主要工作场所包括医院、老人院、私人医生诊所、急诊服务中心、社区卫生服务中心、学校、零售诊所,以及其他机构如难民营、无家可归者中心、监狱、体育比赛场所及旅游目的地等。

2. 半专业性(semi-professional) 一些简单性、常规性护理工作,需要护士经过一段时间的培训,有一定的理论及技能来实施的护理。一般指护士所执行的常规、习惯、有章可循的护理活动,它不要求护士的随机应变能力。

3. 非专业性(non-professional) 一些不需要学习或深思熟虑的工作,或服务对象的生活护理性的工作,如为服务对象喂饭、剪指甲等工作。

专业性的护理活动服务广而无止境,而非专业性或半专业性的护理活动则有一定的范围限制。在护理工作中,三者互相交叉重叠,没有明显的分界线。

(三)根据工作场所不同来划分

1. 医院护理 着重于对服务对象的照顾及恢复,范围包括各种医院、疗养院、诊所等。医院中护士工作的重点如下。

(1)提供直接或间接的服务对象护理,满足服务对象所需要的护理服务。

(2)认真评估及收集服务对象身心各方面的资料。

(3)根据医嘱执行治疗措施,观察服务对象对治疗及护理的反应。

(4)执行各种独立性的护理功能,执行各项护理技术操作及护理常规。

(5)记录护理活动及服务对象的疾病变化过程。

(6)监督、指导与护理有关的工作人员。

(7)协调医疗小组成员的活动,共同合作以满足服务对象的需要。

2. 社区护理 主要的工作场所包括卫生所、健康中心、工厂、学校、教会及各种民间团体等。工作的重点为社区卫生、心理卫生及与预防保健有关的活动,具体内容如下。

(1)协助其他卫生工作人员,在社区中建立医疗卫生服务网点(如家庭卫生所、社区保健中心防疫站等),对服务对象进行医疗护理服务。

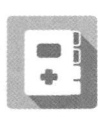

（2）预防及抑制传染病的发生及蔓延：运用流行病学的概念，及早发现传染性疾病流行前的征兆，以抑制其发生及扩散。

（3）及时发现及处理辖区内个人、家庭及社区内所存在的普遍或共同性的健康问题，并寻求解决方法。

（4）以卫生教育的方式普及保健常识，以提高公众的自护能力及保健意识。

（5）家庭访视及护理：进行家庭咨询，提高家庭应对健康问题的能力，降低离婚率，并做好单亲家庭的子女辅导、预防保健、计划生育等方面的卫生宣教。

（6）注意环境卫生及团体卫生：包括关注饮水卫生、食品卫生、公害防治、工业卫生、学校卫生、职业卫生、工厂卫生等，同时要进行公众的环境卫生教育，以保证环境卫生。

（7）妇幼卫生：对孕产妇的产前及产后检查、卫生宣传教育，对婴幼儿的保健护理等。

（8）社区的评估、诊断及护理：必须以社区居民的需求为导向，使护理保健更适合社区民众的实际健康需求。

（9）心理卫生指导：对人们实施有关心理卫生方面的指导与咨询，促进公众的心理健康，满足公众的自尊及其他心理健康的需要。

（10）卫生行政：对各项卫生资料进行收集、统计、分析及整理，配合及实施各项卫生研究、流行病学调查，推动各项卫生活动执行及推广政府的各项卫生政策。

3. 护理教育、科研及管理　护理教育机构是培养护理人才的摇篮。因此，需要教育者具有相当好的专业理论知识、教育能力及表达能力。同时教育机构也担负着科研的重任，教育者可以根据自己及学生的专长进行护理科研，以促进专业发展及教学质量的不断提高。在各种护理岗位上的护士，必须具有相关的管理知识及技能，才能完成护理中的各种组织管理工作。

三、专业护士的角色

随着护理专业的不断发展，专业护士的角色越来越多，近年来，随着人们对护理专业要求的不断增加，专业护士的角色范围也在不断地扩展。

1. 护理者（care giver）　护士应用自己的专业知识和技能满足服务对象在患病过程中的生理、心理、社会文化、感情精神等方面的需要，并帮助服务对象最大限度地保持及恢复健康，预防疾病、减轻病痛、控制感染、减少服务对象对疾病的各种压力反应等。

2. 决策者（decision maker）　护士应用护理专业的知识及技能，收集服务对象的有关资料。判断其健康问题及原因或诱因，做出护理诊断，并根据服务对象的具体情况制订出护理计划。执行计划并判断及评价，在整个护理活动中，护士是服务对象健康问题的判断者及护理的决策者。

3. 计划者（planner）　护理程序本身就是一连串经过计划的步骤与措施，以有效地满足患者的需要，解决患者的健康问题。在这一系列的计划过程中，护士必须应用自己扎实的专业知识及敏锐的观察与判断能力，为服务对象做出符合需要及特征的整体性的护理计划。

4. 沟通者（communicator）　包括收集资料及传递信息。为了提供适合服务对象情况的个体化的整体护理，护士必须与服务对象、家属、医生、同事及其他健康工作者沟通，以更好地了解服务对象的情况，使护士更加明确服务对象的需要及疾病的发展过程，最大限度地满足服务对象的需要。

5. 管理者及协调者（manager and coordinator）　专业护士有责任管理及组织服务对象护理的过程，并注意协调护理过程中与各种人员之间的关系，以保证良好的护理质量。

6. 促进康复者（rehabilitator）　在服务对象由于疾病或意外伤害出现伤残或失去身体的某种功能时，护士应想方设法提供康复护理的专业技术及知识，以帮助患者最大限度地恢复身体健康，并能做到最大限度的独立与自理。

7. 教育者及咨询者（teacher and counselor）　护士必须应用自己的知识及能力根据服务对象的具体情况对服务对象及家属实施健康教育或提供咨询，包括向服务对象及家属讲授如何预防疾病、维持健康、减轻病痛及恢复健康，以最大限度地获得自理的知识与技能。

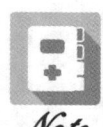

8. 代言人及保护者(advocator and protector) 护士应为服务对象提供一个安全的环境,采取各种预防措施以保护服务对象免受伤害及威胁。在服务对象自己没有能力分辨或不能表达自己的意图时,护士应为服务对象辩护。当护士发现一些损害服务对象利益或安全的人或事时,或者当护士发现有任何不道德、不合法或不符合服务对象意愿的事情时,应挺身而出,坚决捍卫服务对象的安全及利益。

9. 研究者及著作者(researcher and author) 护士在工作中实施护理科研,以检验成果,促进护理专业的发展,提高护理质量,并可进一步丰富护理理论及专业基础知识。同时将自己的科研结果写成论文或专著,在会议上宣读或在专业杂志上发表,以利于专业知识的交流。

10. 权威者(authority) 在护理领域中,护士有丰富的专业知识及技能,能自主地实施各种护理功能,在护理领域最具有权威性。因此,对有关护理的事务,护士有最具权威性的发言权。因为护士知道何时、何地、如何应用其专业知识及能力去满足服务对象的需要。

四、护理专业的发展趋势

随着护理专业的不断发展与完善及公众对健康的不断重视,医学科学的进步、新技术的开发与临床应用,护理工作的难度和范畴增加。21世纪的临床护理工作,若仅凭现有的技术与经验去应对,已远不能满足医疗技术发展和服务对象对我们的要求。从医院的现代化和为患者提供优质高效的服务角度而言,各种新药物的作用、移植和植入、人工关节置换以及微创外科的发展,使救治疑难和新型病例成为可能。

临床医学发展呈现新的趋势,对人类生命与健康规律的认识趋向整体,对疾病控制策略的建构趋向系统。临床医学正走向"4P"医学模式之路,"4P"指预防性(preventive)、预测性(predictive)、个体化(personalized)和参与性(participatory)。"4P"医学模式是在人类基因组计划实施后出现的新医学模式,可为解决长期困扰人类的很多重大疾病,如癌症、糖尿病、神经和精神疾病等的早期诊断、早期治疗开辟新途径。

临床护理技术必须同步发展以适应其发展与需要。例如,由于互联网的不断发展,大数据医学的兴起,需要护理专业对信息技术、医学研究、护理研究进行融合,研发出真正能实现覆盖医院、社区及各种诊疗护理机构的医疗护理数据共享的大数据分析平台系统,分享统一的数据标准。护士可以应用"互联网+"相关理论及技术协助及指导患者对慢性疾病的长期科学自我管理,同时也需要防止互联网上相关信息对患者的错误引导。

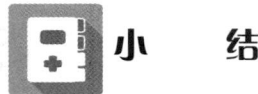 小 结

(1)护理学是一门以自然科学与社会科学为理论基础,研究有关预防保健、疾病治疗及康复过程中护理理论、知识、技术及其发展规律的综合性应用科学。

(2)1888年,美国护士约翰逊在福州成立了中国第一所护士学校。

(3)国际护士会将每年的5月12日定为护士节,并成立了南丁格尔国际护士基金会。此基金主要为各国的优秀护士提供继续学习的奖学金。南丁格尔奖是国际上有关护士的最高奖项,一般每两年颁发一次。我国从1983年开始参加第29届南丁格尔奖的评选活动,截至2017年已有79人获奖。

(4)1993年3月,卫生部颁布了《中华人民共和国护士管理办法》,该办法的实施使中国有了完善的护士注册及考试制度。1995年6月全国举行了首次护士执业资格考试。2008年5月12日开始施行《护士条例》。该条例的实施旨在维护护士的合法权益,规范护理行为,促进护理事业发展,保障医疗安全和人民健康。

(5)护理工作方式可分为功能制护理、小组护理、个案护理、责任制护理、综合护理,不同的工作方式有各自不同的特点,每种工作方式都是为适应整体护理的需要服务的。

(李玉荣 康佳蓓)

直通护考
扫码答题

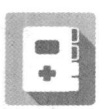
Note

第二章　现代护理观的基本概念

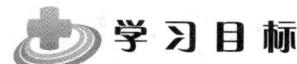

学习目标

掌握:影响和决定护理实践的四个基本概念;护理的基本内涵。
熟悉:健康和疾病的关系;治疗性环境的要求。
了解:良好自我概念的重要性。

PPT 课件

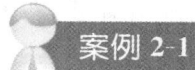

案例 2-1

　　李某,男,32岁,既往体健,某天参加公司聚会,醉酒后出现腹部剧痛、呕血等情况,在同事的陪伴下急诊治疗,诊断为"胃出血"。住院期间李某十分担心自己的病情会复发,对无法参加公司的会议及考核感到不安。

　　具体任务:

　　(1)如何理解健康与疾病的关系?

　　(2)疾病给李某带来了哪些影响?

　　(3)如何为患者创造适合恢复身心健康的治疗性环境?

　　护理学是生命科学中综合自然、社会及人文科学的一门应用性学科。任何一门学科都以独特的知识体系作为实践的基础和指导,每一门专业都是建立在一定的理论基础之上的,而理论则是由相关的概念来表达的。人、健康、环境和护理被公认为是影响和决定护理实践的四个最基本的概念,四者之间密切相关、相互关联、相互作用,护理实践的核心是人,对人的认识是护理理论和护理实践的核心和基础,人的健康是护理的中心,护理对象存在于环境之中并与环境相互影响,健康即是机体处于内外环境平衡、多层次需要得到满足的状态,护理的任务是创造良好的环境并帮助护理对象适应环境,从而达到最佳健康状态。

第一节　人

　　人是生理、心理、社会、精神、文化的统一整体,是护理的对象。对人的认识是护理理论和实践的核心和基础,它影响整个护理概念的发展,并决定了护理工作的任务和性质。人是一个开放系统,有基本需要,有自理的能力并对自身健康有所追求,有自身的成长和发展的规律,人的健康是护理的中心。

一、人是一个统一的整体

(一)整体的概念

整体是指按一定方式、目的有秩序排列的各个要素的有机集合体。整体的概念强调两点:第一,组

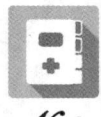

Note

成整体的各要素相互作用、相互影响,任何一个要素发生了变化,都将引起其他要素的相应变化;第二,整体的功能大于各要素功能的简单相加,整体中各要素功能的正常发挥,能有力地促进人体整体功能的最大限度发挥,从而使人获得最佳的健康状况。

（二）整体人的含义

人具有生物和社会双重属性。人首先是一个生物有机体,即由各组织、器官、系统组成的整体。如:人的呼吸系统是由鼻、咽、喉、气管、各级支气管、肺等组成的;而人体又由呼吸系统、消化系统、泌尿系统、心血管系统、神经系统、生殖系统、免疫系统等组成;同时人又是一个有思想、有意识、有情感,从事创造性劳动,过着社会生活的人。因此,人的生理、心理、社会、精神和文化等各个方面不能相互分割而独立存在,而是相互联系、相互依赖、相互作用,从而形成完整和独特的人。其中任何一方的功能变化都会在一定程度上引起其他方面的功能变化,从而对整体造成影响。例如,生理的疾病会影响人的情绪、心理,从而影响人的学习、工作,乃至社会活动;长期的心理压力和精神抑郁又会造成身体的不适,而出现各种心身疾病,如高血压、冠心病、应激性溃疡等。因此,护理人员在护理服务对象时,应从整体出发,在护理疾病的同时,更应注意人的整体性,即进行整体护理。

（三）护理中人的范围

随着护理学科的发展,其专业的服务范畴与服务内容都在不断地深化和扩展,护理的服务对象也从单纯的患者扩大到健康的人。由于人是家庭的组成部分,而家庭又是社会的组成部分,因此从这种意义上来看,护理中的人包括个人、家庭、社区和社会四个层面。护理的最终目标不仅是维持和促进个人高水平的健康,更重要的应是面向家庭、面向社区,最终提高整个人类社会的健康水平。

二、人是一个开放系统

护理的服务对象是人,人生活在复杂的自然和社会环境中,无时无刻不在与其周围环境发生着联系,因此在护理中,护士不仅要着眼于局部病变,而且要更多地考虑到外部环境对人的影响。人作为自然系统中的一个子系统,生活在复杂的自然和社会环境中,每时每刻都在与其周围的环境发生着各种联系,人不是孤立存在的,是一个开放的系统。

（一）人不断与自然界进行物质、能量的交换

系统要活动、执行功能、维持体内环境的恒定,就要不断从自然界中获取氧气、水、食物和营养,不断地向外界排出二氧化碳、大小便等废物。

（二）人从外界社会中获取信息

人从外界获取信息,形成自己的思想并向外界表达自己的观点、立场与态度,得到社会的认可,找到自己的位置。人既受环境的影响,又可以影响环境;既可以适应环境,又可以改造环境。例如,环境污染造成人呼吸系统疾病增加,现代生活产生的压力使人的心理健康受到影响。但人又可以发挥主动性来改变环境,如保护野生动物、治理荒漠、控制城市环境污染,创造舒适安全的居住环境,营造良好的社会文化氛围,以利于人的健康。

因此,人是一个开放系统,这就要求在护理过程中,不仅要关心机体各系统、各器官、各功能的协调平衡,而且更多地要考虑到环境、社会因素对机体的影响,这样才能使人的整体功能更好地发挥和运转。

三、人有基本需要

人的基本需要是指个体为了维持身心平衡并求得生存、成长与发展,在生理和心理上最低限度的需要。个体从出生到衰老、死亡,每个人都要经历不同的生长发育阶段,而每个阶段都有其不同层次的、不同的基本需要,当这种需要得不到满足时,个体就会因失衡而导致疾病,护士应满足护理对象的基本需要,使其处于最佳身心状态。

四、人有自身的成长与发展规律

护理工作所面对的服务对象是各个年龄组的人,要想增强护理效果,就必须清楚地认识到,人的成

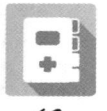

长与发展是有规律、按一定顺序进行的,不仅包括身体的生长,而且包括情感、认知、人格、道德等心理社会方面的发展。人的成长与发展必须将个体的成熟度与环境刺激有机地结合在一起,注重每个人发展的特性,才能使个体顺利发展。同时,遗传和环境是影响人发展的重要因素,遗传基因在很大程度上影响着人体的成长与发展,例如,婴儿一出生,其性别、种族、肤色等特征已由遗传所决定。环境是影响人类发展的另一重要因素,包括家庭、学校和社区等。此外,环境中还有许多因素诸如宗教、文化、社会、学习及生活经验等,均可影响个体的成长与发展。

五、人的自我概念

(一)自我概念的定义

自我概念是指一个人对自己的看法,即个人对自己的认同感。自我概念不是与生俱来的,是随着个体与环境的不断互动,综合环境中其他人对自己的看法与自身的自我觉察和自我认识而形成的。一些学者认为,一个人的自我概念是基于自身对以下各方面的感知和评价而产生的,包括个人的工作表现、认知功能、自身形象和外在吸引力、是否受人喜欢、解决问题的能力、特殊的天赋及自立情况、经济情况等。

(二)自我概念的组成

北美护理诊断协会(NANDA)认为,自我概念由以下四部分组成。

1. 身体心像(body image) 个体对自己身体的感觉和看法。通过认识自己的外表、身体结构和身体功能形成对身体心像的内在概念。所以,良好的身体心像有利于正性自我概念的形成。

2. 角色表现(role performance) 角色是对于一个人在特定的社会系统中一个特定位置的行为要求和行为期待。一个人一生中有许多角色需要履行,有时在同一时间,一个人要承担多种角色。如果个人因能力有限或对角色要求不明确等原因而不能很好地完成角色所规定的义务时,挫折与不适感便油然而生,其结果便是形成负性的自我感念。

3. 自我特征(personal identity) 自我特征是个人对有关个体性与独特性的认识。通常人们是以姓名、性别、年龄、职业、婚姻状况及教育背景等来确定其身份和特征的。个体特征也包括个人的信念、价值观、个人的性格与兴趣等。由此可见,自我特征是以区别个人和他人为目的的。

4. 自尊(self-esteem) 自尊是指个人对自我的评价。在个体与环境的互动中,若个人的行为表现达到了别人所期望的水平,受到了家人或对其有重要影响的人的肯定和重视,其自尊自然会提高。而自尊的提高又有利于个人正性自我概念的发展。

(三)良好自我概念的重要性

自我概念是个人身心健康的必要元素,它可影响个人的所思所想、所作所为及个人的抉择等。拥有良好的自我概念与高度自尊者能更好地建立起良好的人际关系并能更好地面对人生,有效地抵御一些身心疾病的侵袭。而自我概念低下者则时常会流露出对自己的失望、不满意,甚至憎恨,容易受身心疾病的侵袭。

第二节 环　　境

环境(environment)是指围绕着人群的空间及其中可以直接、间接影响人类生活和发展的各种自然因素、社会因素的总体。从广义上说,环境是影响机体生命和生长的全部外界条件的总和,包括内环境(人的生理变化、心理变化)和外环境(自然环境、社会环境、治疗环境)。人的一切活动离不开环境,并与环境相互作用、相互依存。人的基本目标是保持机体的平衡,这种平衡包括机体内部各系统间及机体与环境间的平衡。所有生命的系统都有一个内环境和围绕在其周围的外环境,人与环境是互动的,人与环

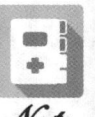

境应和谐一致。帮助个体调整其内环境,去适应外环境的不断变化,以获得并维持身心的平衡也就是健康状态是护理的主要功能之一。

一、人的内环境

(一)内环境的概念

内环境是指人体内部的环境,包括生理和心理等方面。生理内环境是指细胞外液,即细胞生存的环境;心理内环境是指一个人的心理状态,对人的健康有很大影响。

(二)内环境与健康

第一个描述人的内环境的人是法国生理学家伯纳德,他认为,一个生物体要生存,就必须努力保持其体内环境处于相对稳定的状态。其后许多科学家致力于这方面的研究,大量研究表明:人体不断地使内环境维持在一种动态的相对稳定状态,这种状态是靠机体的各种调节机制(如神经系统和内分泌系统的功能)在无意识控制下以自我调整的方式来控制和维持的,只有内环境相对稳定,才能保持人体生理功能的正常,维持健康状态。

二、人的外环境

人的外环境可分为自然环境、人文社会环境和治疗性环境。

(一)自然环境

自然环境即生态环境,是指存在人类周围自然界中各种因素的总称,它是人类及其他一切生物赖以生存和发展的物质基础,包括物理环境(如空气、阳光、水、土壤等)和生物环境(如动物、植物、微生物等)。近年来,人民的物质生活水平得到迅速的提高,但同时也承受了沉重的代价——环境污染。由于环境与人类的健康密切相关,这就使护理人员有责任、有义务通过各种渠道,运用各种方式去宣传和影响公众,保护人类赖以生存的环境。

(二)人文社会环境

人文社会环境是指与社会主体发生联系的外部世界,是人们为了提高物质和文化生活而创造的社会环境,由政治制度、经济文化、教育水平、人口状况、人的行为方式等要素构成,是人类通过长期有意识的社会劳动,加工和改造自然物质所创造的物质生产体系、积累的物质文化等所形成的环境体系。在这个环境中,同样也会存在许多危害健康的因素,如大气污染、土壤污染、工业"三废"污染、人口的超负荷增长,文化教育落后,人际关系不协调,缺乏科学管理及医疗保健服务体系不够完善等。

(三)治疗性环境

治疗性环境是专业人员在以治疗为目的的前提下创造的一个适合患者恢复身心健康的环境。个体在生命过程中都有接触治疗性环境的机会,治疗性环境的优劣不仅可影响患者在就医期间的心理感受,还可影响个体疾病康复的程度与进程。因此,作为医疗机构,为患者提供一个安全、舒适、优美的治疗性环境是十分重要的。治疗性环境应主要考虑以下两方面因素:

1. 安全　治疗性环境应考虑患者的安全,这就要求医疗机构在建筑设计、设施配备及治疗护理过程中均应考虑安全因素,以防发生意外事件。应配置防火装置、紧急供电装置,配置安全辅助用具或设施,如拐杖、轮椅、床栏、带扶手的走廊等。同时,要求医院中设有院内感染控制小组,定期对医院空气、物体表面及无菌物品等进行细菌监测,谨防院内感染的发生。

2. 舒适　舒适首先来自医院良好的物理环境,包括温度、湿度、光线、噪声的适量控制,清洁的维持及优美的环境布置,舒适也源于医务人员优质的服务与良好的服务态度。

三、护理专业与环境

保护和改善环境是人类为生存和健康而奋斗的一个重要目标。护理专业为了保护生命、促进健康而服务于人类,因此,必须掌握有关环境与健康的知识,为保护环境、促进健康而发挥应有的作用。1975

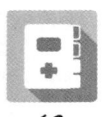

年国际护士会的政策声明中总结了护理专业与环境的关系,认为护理人员的职责如下。

(1)帮助发现环境对人类的不良影响及有利影响。

(2)护士在与个人、家庭和社会集体接触的日常工作中,应了解他们是否接触过有危害的化学制品、被放射线污染的废物等其他健康威胁情况,并指导他们预防和减轻痛苦。

(3)对环境因素所造成对健康的威胁,采取预防措施,同时也教育个人、家庭和社会集体保护环境资源的方法。

(4)与卫生当局共同协作,提出住宅的污染对健康的威胁。

(5)帮助社区处理环境卫生问题。

(6)参加研究和提供措施,早期预防各种有害于环境的因素,研究如何改善生活和工作条件。

根据护理专业的要求,护士还应在医院临床护理中,努力为患者创造有利于健康的休养环境,主动向患者及家属进行健康教育,消除各种危害环境的个人行为,如吸烟、随地吐痰、乱扔垃圾等,促进人们养成良好的卫生习惯,从改善休养环境,进而发展为关心社会环境,保护自然环境,维持生态平衡。

第三节 健 康

健康与疾病是医学科学中两个最基本的概念,是人类生命活动本质状态和质量的一种反映。预防疾病与促进健康是护理人员神圣的职责,对健康和疾病的认识直接影响护理人员的护理行为。因此,从护理学的角度深入探讨有关健康与疾病的概念及问题,对于发展护理学理论,丰富护理实践具有重要的意义。

一、健康的概述

(一)对健康概念的认识

健康(health)是一个复杂、多维和不断演变的概念,且因文化背景、个体价值观和社会风俗等差异而有所不同。在不同的历史条件、不同的文化背景和个体不同的价值观下,对健康有不同理解。尽管如此,许多学者还是在积极努力,试图对健康做出一个较为全面的释义。对健康概念的认识,归纳起来,其演进过程大致如下。

1. 古代朴素的健康观 在古代,由于医学本身对人体生命活动的认识比较肤浅,加上宗教的束缚,使人们误认为人的生命和健康是神或上帝所赐,而疾病是鬼神附体所致。随着生产力和科学的逐渐发展,人们对健康有了新的认识。古代希腊、埃及、印度和中国对健康与疾病都有粗浅的概括。古希腊的"医学之父"希波克拉底创立了"四液体学说",认为人体由血液、黏液、黄胆汁和黑胆汁组成,健康是四种体液协调的结果。中国古代哲学将万事万物归为阴和阳的调和,人体也不例外,阴阳协调则机体健康。各种因素如"七情"(喜、怒、忧、思、悲、恐、惊)和"六淫"(风、寒、暑、湿、燥、火)作用于机体时,容易导致机体阴阳失调,引起疾病。当时的健康观、疾病观受朴素哲学思想的影响较大,将健康与疾病的发生同人体的物质变化联系起来,以一种自发的、朦胧的"整体观"来解释健康的奥妙。但由于古代生产力水平低下,科学技术和医学均十分落后,人们对健康的判断全凭直观感觉,并带有一定的主观猜测性,只能用简单类比的方法,通过对自然界的模糊认识来解释人体的生理、病理变化。

2. 近代的健康观

(1)健康就是没有疾病:这是一种生物个体健康观。此概念是对健康的消极定义,因为其没有真正回答健康的实质,也没有说明健康的特征,而是将健康与疾病视为"非此即彼"的关系。显然,这对于人们认识健康、研究健康、谋求健康,都没有实际意义。

(2)健康是人们感到身体舒适:此定义从功利主义角度来认识健康。但必须注意,虽然健康的身体会给人带来舒适,拥有健康身体的生活较之不健康身体的生活更为舒适和愉快。但是,健康并不等于舒

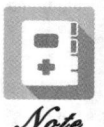

适,例如,使用某些药物(如吗啡)后,能给身体带来暂时的舒适,但成瘾后则会从根本上破坏人的健康。

（3）健康是人体正常的功能活动：此定义抓住了健康的重要特征而使人们对健康的认识前进了一步。人们通过各种功能的正常发挥,从而达到与环境的和谐或平衡而生存。但这种观点却忽视了人们的社会特征与心理特征。

（4）健康是人体正常的生理、心理活动：这种健康观认为人的健康不仅是躯体的健康,也包括心理健康。虽然反映了人体健康的重要特征,但却忽视了人的社会适应性。

3. 现代的健康观   1948 年,WHO 明确了健康定义：健康,不仅是没有疾病和身体缺陷,还要有完整的生理、心理状态和良好的社会适应能力。这一概念在 1978 年世界初级卫生保健大会所发表的阿拉木图宣言中加以重申。1989 年,WHO 又提出了健康的新概念是"躯体健康、心理健康、社会适应良好、道德健康"。这一定义提示了人类健康的本质,提出了健康所涉及的若干方面,刚一出现,便得到了人们普遍接受,和以前的健康定义相比,其优点如下。

（1）指出了健康不仅仅是没有疾病,弥补了"健康就是没有疾病"这一观点的不足。

（2）明确指出健康包括生理、心理两方面,克服了将身、心机械分割开的传统观念,为医务工作特别是护理工作拓宽了工作领域。

（3）健康包括对社会环境的适应,把健康与人们充实而富有创造性的生活联系起来,将健康放入人类社会生活的广阔背景中,可见健康已不只是医务工作者的目标,而是国家和社会的责任。

WHO 的健康定义,综合考虑了影响健康的生物学、心理学、社会学等各方面因素,被公认为是现代健康观,得到了人们的普遍认可。

知识链接

WHO 提出的健康标志

（1）充沛的精力,能从容不迫地应对日常生活和工作而不感到精神压力。

（2）处事乐观,态度积极,勇于承担责任。

（3）善于休息,睡眠良好。

（4）应变能力强,能适应外界的各种变化。

（5）能抵抗普通感冒和传染病。

（6）体重合适,身体匀称而挺拔。

（7）眼睛明亮,反应敏捷。

（8）牙齿清洁无龋齿,牙龈无出血而颜色正常。

（9）头发有光泽,无头屑。

（10）肌肤富有弹性。

（二）健康的模式

健康与疾病是两个复杂的概念,为了对其有更进一步的认识,现介绍两个有关健康的模式。

1. 健康-疾病连续相模式（health-illness continuum model）   健康与疾病是生命延续中的一对矛盾,这对矛盾的相互作用是以人的状态来体现的。维持健康的基本条件是人的多层次的需要得到满足,使机体处于内外环境的平衡和协调状态。健康-疾病连续相是指健康与疾病为一种连续的过程,处在一条连线上,其活动范围可从死亡至极佳健康状态(图 2-1)。

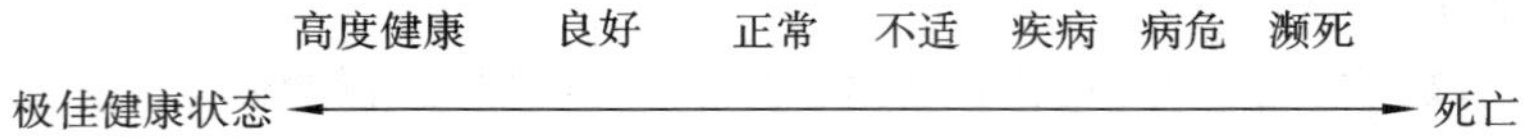

高度健康   良好   正常   不适   疾病   病危   濒死

极佳健康状态 ◄─────────────────────────────► 死亡

图 2-1   健康与疾病动态、连续过程图

任何人任何时候的健康状态都会在连续相两端之间的某一点上占据一个位置,且时刻都在动态变化之中。例如,某人某天感觉精力充沛、心情舒畅、反应灵敏、工作效率高,其健康偏向极佳健康侧,第二

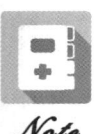

天不小心感冒了,头胀、乏力、全身不适、注意力无法集中,则其健康转向健康不良侧。

连续相上的任何一点都是个体身、心、社会诸方面功能的综合表现,而非单纯的生理上有无疾病。例如,一个生理功能正常而有行为紊乱、社会适应不良者,其在连续相上所占的位置更多地偏向于健康不良侧。

护士应用该模式可帮助服务对象明确其在健康-疾病连续相上所占的位置,并协助其充分发挥各方面功能从而尽可能达到健康良好状态。

2. 最佳健康模式(high-level wellness model) 最佳健康模式由邓恩在 1961 年提出。他认为健康是一种没有病的相对稳定状态,在这种状态下,人和环境协调一致,表现出相对恒定现象。而人应设法达到最佳健康水平,即在其所处的环境中,使人的各方面功能得以最佳发挥,以发展其最大的潜能。

最佳健康模式更多地强调促进健康与预防疾病的保健活动,而非单纯的治疗活动,因此护士应帮助其服务对象进行有利于发挥机体最大功能和发展潜能的活动,从而帮助其实现最佳健康状态。例如,对于有生理残障者,护士在护理计划中,不仅要考虑如何在生理方面发挥其残存的功能,还要帮助其在社会方面、情感方面、认知方面等适应这种残疾,将其生理残疾融入新的生活方式之中,从而最大限度地发挥其潜能。

知识链接

亚健康状态

亚健康状态是近年来医学界提出的新概念,又称第三状态、次健康,因其具有广泛的社会性和特有的时代性,被称为世纪病。一般指介于健康和疾病之间的一种生理功能低下的状态。亚健康状态是人体处于健康和疾病之间的一种状态。处于亚健康状态的患者不能达到健康的标准,表现为一定时间的活力下降、功能和适应能力减退的症状。处于亚健康状态的人,如果及时进行疏导,则会走出亚健康阴影,如果任其发展,则会转成疾病。亚健康高危人群中,糖尿病、高血压、肿瘤又是高危中的高危,如果不及时干预,则会威胁人的生命,导致早亡。

(三)影响健康状态的因素

人们生活在自然和社会环境中,其健康自然要受到多种复杂因素的影响。为了更有效维持和促进健康,护士应对健康的影响因素有清楚的认识。影响健康因素归纳起来有以下三点。

1. 环境因素 环境是人类赖以生存和发展的社会和物质条件的总和。人类在不断变化的环境中生存和发展,人类依赖环境而生存,但环境中也存在着大量危害人类健康的因素。几乎所有的疾病或人类的健康问题都与环境因素有关。环境因素包括自然环境和社会环境。

(1)自然环境:包括空气、水、气候、食物及卫生设施等。大自然中的人,通过摄取其中有利于身体健康的物质来维持人的生命活动。同时,大自然中也随时存在着各种危害人体健康的物理因素。如气温、湿度、气压、声波、振动、噪声及辐射等超过某一限度时就会影响人体健康;天然或合成的化学物质导致中毒,也会对人的健康造成影响。有些地方性疾病已被证明与当地的水质、气候和土壤成分有关。

(2)社会环境:包括政治、经济、文化、教育、风俗习惯、职业、社交、婚姻、家庭及福利等多个方面。社会环境与人的健康有密切的关系,积极的社会环境将促进人的健康,而消极的社会环境可以直接对人造成伤害导致人体患病。与健康有关的社会环境包括如下几点。

① 社会政治制度:包括立法和社会支持系统、全社会资源分配制度、就业和劳动制度、劳动强度等。社会制度决定一个国家的卫生保障措施,以及政府是否将公民的健康放在重要位置,并积极采取措施以促进公众健康。一般卫生保障制度相对健全和完善的国家和地区,人民健康水平相对较高。

② 社会经济因素:社会经济状况与个人经济条件的好坏都会直接影响人们的健康水平,例如,社会经济水平的提高有利于增加卫生资金投入,改善卫生保健服务设施,从而提高人们的健康水平。另外,与经济因素有关的其他因素如工作条件、生活条件、营养条件和卫生保健服务设施等也影响人们的健康。不同经济水平的人群,其健康状况和所患的疾病不尽相同。例如,在发达国家和地区,人群的主要

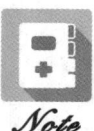

死亡原因是癌症和心脑血管疾病,而在多数发展中国家和地区是传染病和呼吸系统疾病。

③ 文化教育因素:人们的文化素质、受教育程度、家庭和邻里的影响、风俗习惯、宗教信仰、传播媒介等都能影响人的健康。文化教育因素通过影响人类素质,间接影响人们的健康意识。人不能脱离环境而生存,需要与家人、朋友和同事交往,与其所居住的社会发生交流,例如,城市快速发展,生活节奏加快,导致人际关系疏远,情绪处于紧张状态,容易导致心身疾病的发生。

④ 生活方式:人们长期受一定文化、民族、经济、社会、风俗、规范,特别是家庭影响而形成的一系列生活习惯和生活意识。不良的生活方式对健康的影响很大,如不良的饮食习惯、吸烟、酗酒、吸毒、体育锻炼和体力活动过少、生活节奏紧张、家庭结构异常等,可导致机体内部功能失调而致病。因此,科学家们指出应大力提倡良好的生活习惯。

⑤ 获得保健设施的可能性:社会卫生医疗设施和制度的完善状况。医疗卫生服务体系的主要工作是向个人和社会提供范围广泛的促进健康、预防疾病的医疗和康复服务,提高居民的健康水平。医疗卫生服务系统中存在的各种不利于保护、增进健康的因素,如医疗资源布局不合理、初级卫生保健网络不健全、城乡卫生人力资源配置悬殊及重治疗轻预防的倾向和医疗保健制度不完善等,加上健康观念的落后、医疗质量低、误诊漏诊、医疗交叉感染、服务质量差等都会直接危害人群健康和影响医疗质量。

> **知识链接**
>
> 美国科学家提出的良好生活习惯包括如下几点:①不吸烟;②不酗酒;③节制饮食,控制热量、脂肪、盐和糖的摄入;④适当锻炼;⑤定期体检;⑥遵守交通规则,使用安全带。
>
> 我国科学家研究后也提出了符合我国国情的8条良好生活习惯:①心胸豁达乐观;②劳逸结合、坚持锻炼;③生活规律、善用闲暇;④营养得当;⑤不吸烟、不酗酒;⑥家庭和睦、环境适宜;⑦与人为善、自尊自重;⑧爱清洁、注意安全。

2. 生物因素　生物因素是影响人类健康的主要因素,包括生物性致病因素和遗传因素。

(1) 生物性致病因素:包括各种病原性微生物(如细菌、病毒、真菌、螺旋体等)和寄生虫(如原虫、蠕虫等)。它们主要引起传染病和寄生虫病。随着预防医学的发展和诊疗技术的提高,生物性因素致病概率在不断下降,治愈率在不断提高,但在发展中国家,病原微生物的危害依然存在,甚至有些国家和地区还相当严重。例如,在我国,结核病、肝炎、艾滋病等传染性疾病依然是影响健康的主要因素。

(2) 遗传因素:遗传因素是指由生殖细胞或精卵遗传物质发生突变而引起的遗传性疾病,如色盲、血友病、先天愚型等;若胚胎期受病毒感染可引起先天性疾病,如先心病等,另外许多危害人类健康的常见病,如精神病、高血压、糖尿病、中风、癌症等,已被证实与遗传因素有关。由于遗传性疾病的病种多且许多疾病目前尚无有效的根治方法,主要通过提倡科学婚配、优生和法制等手段来减少遗传性疾病的发生。

3. 心理因素　心理因素对疾病的产生、防治有密切关系,主要通过对情绪和情感发挥作用而影响健康。人的情绪和情感通过其对神经系统影响而对人体内脏器官生理、生化产生影响。医学临床实践和科学研究证明,消极情绪的长期作用会引起激素分泌失调,免疫功能下降,各器官和组织的代谢和功能发生变化,导致疾病或增加多种疾病的发病概率。例如,心血管病、肿瘤、高血压,胃、十二指肠溃疡等疾病的发病都与心理因素有关。

二、疾病的概述

(一) 对疾病概念的认识

人类对疾病的认识随着生产的发展、科学技术的进步而不断深化,经历了一个漫长和不断发展的过程。作为护理工作者应了解疾病的概念及不同时期对疾病的不同认识,因为疾病观念的变化必将影响医疗、护理工作中的一些原则。

1. 疾病是鬼神附体　这种观念是由于古代生产力的低下和认识自然的能力有限而出现的疾病观。

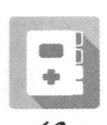

后人认为世间有一些超自然的力量存在,疾病是鬼神附体,鬼神的惩罚或作祟是致病的原因,是疾病的本质,因此出现了巫与医的结合。

2. 疾病是不适、痛苦和疼痛 此观点建立在考虑疾病症状的基础上,注重的是实践而不是理论,仅反映疾病某一方面的特征,因而较片面。

3. 疾病是社会行为特别是劳动力的丧失或改变 这是疾病社会学的定义,其特点不是从疾病本身固有的本质特点出发,而是以疾病的社会后果为判断依据。

4. 疾病是机体功能、结构、形态的异常 这是在生物医学模式指导下的非常具有影响力的疾病定义,是疾病认识史上人类长期追求对疾病本质的认识和近代自然科学发展的必然结果。其特点是将疾病视为人体某个(些)组织、器官或细胞的结构、功能或形态改变,这就从本质上把握了疾病发生的原因,如肺炎会出现血白细胞的升高、肝炎会出现转氨酶的升高。事实上,正是在这种疾病观的指导下,许多疾病的奥秘从本质上得以揭示,使人类在征服疾病的进程中取得了前所未有的成绩。然而这个定义也有其自身的局限性,突出表现在无法解释一些无结构、功能与形态改变的疾病,如精神病;强调疾病的定位和功能、形态的改变,忽视了机体的整体性。

5. 疾病是机体内稳态的破坏 这是在整体观指导下对疾病所作的解释。19世纪末,法国生理学家伯纳德在大量生理实验的基础上提出了致病原因的现代概念。他认为所有生命都是以维持内环境的平衡为目的,疾病是机体内环境平衡的破坏。

20世纪30年代,美国生理学家坎农又进一步发展了伯纳德的学说,他首次提出了"内环境稳定"一词,指出机体整体及体内某一功能系统、器官或细胞在各种调节与控制机制作用下所保持的功能和结构上的动态平衡,是机体及其他所有生命系统的根本特征之一。因此,疾病是机体内环境恒定状态的破坏。

20世纪50年代,加拿大生理学家席尔的压力学说又进一步完善了现代整体观的疾病理论。他认为疾病是因各种刺激作用于机体,使垂体-肾上腺皮质系统功能改变而引发的一系列内分泌改变的表现。他将疾病看做是机体恒定状态的破坏,用整体的观点取代了局部的观点,是疾病认识上的进步。

综上所述,疾病(disease)是机体身心在一定内外因素作用下出现的一定部位的功能、代谢或形态结构改变,表现为机体内部及机体与环境间平衡的破坏或偏离正常状态。

(二)患病、疾病状态与疾病的概念

1. 患病 患者本人或他人对其疾病的主观感受,常是患者身体或心理上的不适、厌恶、不愉快或难受的一种自我感觉和体验。一般将身体上或精神上的某些障碍所造成的某种痛苦或哀伤定义为患病。

2. 疾病状态 对自我感觉和他人认为患病的人的各种症状进行测量或测定的一种表述,或者是用病理生理等各种医学术语概括及解释的可观察、可感知的现象。疾病状态大多是医生通过问诊或各科检查对患者患病后的种种状态所作的表述,当然也包括患者的主诉内容。

3. 疾病 一般是指根据医学科学的知识及理论对疾病状态所作的病理生理学的解释和说明。

虽然患病、疾病状态与疾病意义各不相同,但三者相互联系,其共性在于它们表现了从现象到本质的一个客观过程。患病是医务人员问诊的起点,疾病状态是医务人员认识疾病的依据,疾病则是医务人员对疾病状态本质性的揭示。明确三者的区别,将有助于医护人员正确地对待和处理患者的主观感觉、疾病状态和疾病,明确并履行自己的责任和使命。由于个人的文化背景和价值判断不可能完全相同,因而一个患者可以从不同动机出发来表述自己的患病现象,但作为医务工作者,则必须以科学为依据来表述疾病状态,提出疾病诊断。

(三)现代疾病观的特点和需求

要正确认识疾病、履行维护和促进人类健康的天职,必须先对疾病做一个科学的界定。而科学的疾病定义必须能反映和概括现代医学对疾病的认识和研究成果,揭示疾病的本质和基本特征。现代疾病观对疾病的认识,不仅局限于身体器官的功能与组织结构的损害,还包括人体各器官、系统之间的联系、人的心理因素与躯体因素的连续以及人体与外界社会环境之间的联系。纵观各种现代疾病观,可以归纳出以下四个特征。

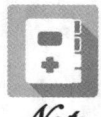

（1）疾病是生命活动中与健康相对应的一种特殊现象，是发生在人体一定部位、一定层次的整体反应过程。现代医学已经充分揭示，人体是一个包括组织、器官、细胞、分子在内的多层次的统一体，在各层次之间都存在着局部与整体之间的辩证关系。疾病常是人体的整体反应过程。大量临床实践证明，没有脱离局部的整体，也没有不受整体支配的局部。局部损伤一定会或多或少地影响整体，同时也受到整体水平代谢和反馈调节等的影响；而整体水平的损伤又是以局部损伤为基础，整体过程的反应常来源于局部病变的影响。

（2）疾病是人体正常活动的偏离或破坏，表现为机能、代谢、形态结构及其相互关系超出正常范围，以及由此而产生的机体内部各系统之间和机体与外界环境之间的协调发生障碍。由于疾病是对人体正常生命活动的干扰和破坏，因而必然会使人体的机能、代谢和形态结构产生某种变化，使其偏离正常，破坏三者的平衡关系和内稳态，这就是疾病过程的本质。

（3）疾病不仅是体内的病理过程，也是内、外环境适应的失调，是内因和外因作用于人体的一种损伤的客观过程。人体内部机能、代谢、形态结构的异常，一般总是一定内因和外因作用的结果。注意到疾病过程的内、外环境的变化，将疾病放在生态系统的大背景中来认识。疾病的发展过程不仅表现为内环境稳态的破坏，而且表现为人体与外环境的不协调。这种不协调正是人们患病的一个重要诱因。

（4）疾病不仅是躯体上的疾病，也包括精神、心理方面的疾病。整个疾病过程常是身心因素相互作用、相互影响的过程。

（四）疾病的影响

疾病不只对个体有影响，每个患者及其家属都必须面对疾病及其治疗所带来的变化与影响。由于每个患者对疾病的反应都有其独特的个体性，因此护理问题与护理措施应体现以服务对象为中心的个体化护理特征。通常疾病对患者及家属可造成如下影响。

1. 个人行为与情绪方面的影响　一般说来，疾病所造成的个体行为与情绪改变可因疾病的性质、患者及他人对该病的态度的不同而有所不同。通常，短期的、无生命危险的疾病不会引起患者与家属太大太久的行为改变，而重病，尤其是能威胁生命的疾病则可引起强烈的行为与情绪反应，如焦虑不安、震惊、否认、愤怒等。这些反应可视为患者及家属对疾病的应激反应。

2. 个人自主性与生活方式的影响　疾病常可降低个人的自主性，而出现更多的依从或遵医行为。例如，许多患者为了疾病的康复，愿意放弃自己原有的生活方式与生活习惯，在饮食、作息、卫生等方面采纳医护人员的建议。

3. 对个人和家庭经济的影响　疾病为家庭经济所带来的影响是显而易见的。随着医疗体制改革的不断深化，这种影响愈发明显。

4. 对身体形象所产生的影响　一些疾病可引起患者身体形象的改变，从而导致患者与家属的一系列反应。反应的程度取决于如下因素：①外表改变的类型（如截肢，丧失某一感官或某一器官）。②患者与家属的适应能力：如由疾病的影响导致的心理压力过重等。③支持系统是否健全：反应的过程一般包括震惊、否认、逐步承认与接受和配合康复四阶段。因此护士应积极帮助患者进行心理调整和适应改变，以良好的心态对待疾病，促进患者早日康复。

5. 家庭角色的改变　无论是在家庭还是在社会中，每个人都有自己的角色。然而当家庭成员患病之后，其被允许免于承担一些角色，因此在疾病过程中，角色的改变是显而易见的。若病情不重，这种角色改变只是暂时的，随着疾病的恢复，可很快恢复原有的角色。

6. 对自我概念的影响　疾病可影响患者及其家属的自我概念，特别是一些久治不愈的疾病及一些使人带有一定的偏见的疾病如精神病、性传播疾病等。由于生活自理能力的下降和依赖性的增强，疾病也常影响到患者的自尊心或使患者不可能再重新回到自己原来的角色。

三、健康与疾病的关系

健康和疾病都是人生命过程中最为关注的现象。对于健康和疾病的关系，过去多认为两者是各自独立且相互对立的，即为一种"非此即彼"的关系。到了 20 世纪 70 年代，有学者提出健康与疾病是连续

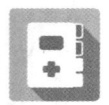

统一体的观点,认为健康与疾病构成的一种线性谱贯穿于人从出生到死亡的整个过程中,即以良好的健康状况为一端,以疾病状态、衰老和死亡为另一端,每个人每时每刻都处在这个健康与疾病构成的线性谱两端之间的某一点上,并不断变化着,任何进程都包含着健康与疾病成分,哪一方面占主导,就表现出哪一方面的现象与特征,健康与疾病是相对的、动态变化的,在一定条件下可以相互转化。而现在研究者们认为健康与疾病可在个体身上同时并存,即一个人可能在生理、心理、社会的某一方面处于低水平的健康甚至疾病状态,但在其他方面却是健康的。例如,身残志坚,即一个人可将自己各方面进行调整,扬长避短,达到自身健康的良好状态,并充分发挥潜能,同样能为人类、为社会做出贡献。另外,健康和疾病之间有时很难找到明显的界限,存在过渡形式,是动态的,不是绝对的。如:一个人自觉不适,可能是由疲劳所致,并非是患了某种疾病,但也可能是某些疾病的先兆;一个早期癌症的患者,可能毫无症状,但疾病已潜伏在其体内并在继续发展中。因此,健康与疾病的关系可概括如下:健康是一种状态,是不断变化的,没有绝对的、静止的健康状态。健康与疾病是生命连续统一体中的一对矛盾,这对矛盾的相互作用是以人的功能状态来体现的。维持健康的基本条件是人的多层次需要得到满足,使机体处于内、外环境的平衡和协调状态。

第四节　护　　理

护理的概念是随着护理专业的形成和发展而不断地得到认识、变化和发展的。护理人员只有对护理及护理专业有所认识,方能不断塑造自己的专业特征,培养自己的专业素质,在今后的健康照顾体系中扮演好自己的专业角色。

一、护理的概念

护理的英文为 nursing,源于拉丁文"nutricius",原意为抚育、扶助、保护、照顾幼小等。自从南丁格尔开创现代护理新时代一百多年以来,护理定义的内涵和外延都发生了深刻的变化,这种变化可以从不同年代学者或组织对护理的定义中反映出来。

南丁格尔认为,护理既是艺术,又是科学。她在 1859 年《护理札记》中写道:护理应从最小限度地消耗患者的生命力出发,使周围的环境保持舒适、安静、美观、整洁、空气新鲜、阳光充足、温度适宜,此外还要合理地调配饮食。1885 年她又指出:护理的主要功能在于维护人们良好的状态,协助他们免于疾病,达到他们可以享受到的最高健康水平。

美国护理学家韩德森在 1966 年指出:护理的独特功能是协助个体(患病者或健康人)执行各项有利于健康或恢复健康(或安详死亡)的活动。当个人有足够的体力、意愿和知识时,他们独立执行这些活动,而无须他人的协助。护理的贡献在于协助个人早日不必依靠他人而能独立执行这些活动。他认为护理的对象为所有人类,护理的目标是使健康的人更加健康并免于疾病(有利于健康),患病的人得到早日康复并免于疾病恶化(恢复健康),濒死者得以安详地走向人生旅程终点(安详死亡)。

美国护理学家罗杰斯在 1970 年指出:护理是一种人文方面的艺术和科学,它直接服务于整体的人,护理要适应、支持或改革人的生命过程,促进个体适应内外环境,使人的生命潜能得到发挥。

美国护士学会(ANA)在 1980 年对护理的定义:护理是诊断和处理人类对现存的和潜在的健康问题的反应。此定义表明护理研究对象为处于各种健康水平的人,护理人员必须收集护理对象的资料并评估其健康状况,采取适当的护理措施解决已存在的或潜在的健康问题,并评价其成效。

二、护理的内涵

尽管护理在近一百年来发展迅猛,变化颇大,然而其所具有的一些基本内涵,即护理的核心却始终未变,具体如下。

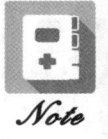

（一）照顾

照顾（caring）是护理永恒的主题。纵观护理发展史,无论是在什么年代,亦无论是以什么样的方式提供护理,照顾（患者或服务对象）永远是护理的核心。

（二）人道

护士是人道主义忠实的执行者。在护理工作中提倡人道（humanistic perspective）,首先要求护理人员视每一位服务对象为具有人性特征的个体、具有各种需求的人,从而尊重个体,注重人性;提倡人道,也要求护理人员对待服务对象一视同仁,不分高低贵贱,不论贫富与种族,积极救死扶伤,为人类的健康服务。

（三）帮助性关系

帮助性关系（the helping relationship）是护士用来与护理对象互动以促进健康的手段。护士与患者的关系是帮助与被帮助、服务与被服务的关系。这就要求护理人员用自己特有的专业知识、技能与技巧为服务对象提供帮助与服务,满足其特定的需求,与其建立良好的帮助性关系。护士在帮助患者的同时也从患者那里深化了自己所学的知识,积累了工作经验,自身也有获益,因此,这种帮助性关系是双向的。

三、整体护理

整体护理是在现代科学交叉整合发展趋势及由此而形成的大科学观的深刻影响下产生的,是人类对自身认识及对健康与疾病认识不断深化的必然结果。它标志着当代护理思想与观念的重大改革,极大地丰富和完善了护理学的理论体系。整体护理的开展,促进了我国护理人员思维模式的转变,并通过科学的工作方法,有效地解决了护理对象的健康问题,扩大了护理专业的自主权和独立性,使护理质量取得了实质性提高。

（一）整体护理的概念

整体护理（holistic care）是以人为中心,以现代护理观为指导,以护理程序为基本框架,将护理程序系统化地运用到临床护理和护理管理中去的指导思想。

整体护理的基本含义是护理人员视服务对象为一个功能整体,在进行护理服务时,提供包含对服务对象生理、心理、社会、精神、文化等方面的全面帮助和照顾。

（二）整体护理的内涵

整体护理是一种思想,一种理念,作为护理学的基本概念,引导人们进一步认识护理学的科学内涵,确立了以人为中心的现代护理观,明确了护理的宗旨,即通过整体护理提供适合个人的优质护理服务,从而达到最佳健康状态。整体护理的科学内涵体现在如下几个方面。

1. 护理应对人的整个生命过程提供照顾　护理服务的范围是人生命周期的全过程,从出生到衰老,以至临终各个阶段。人在生命过程的各阶段,特别是在生、老、病、死时都有着不同的护理需求,因此,护理应服务于人类生命的全过程,针对个体所处的不同生命阶段,给予相应的照顾和健康指导。整体护理以护理对象是开放的整体为思考框架,将人看作一个整体,即从生理、心理、社会、文化、精神等方面考虑现存或潜在的健康问题,并按护理程序解决这些问题,提供适合护理对象需要的最佳护理。

2. 护理应关注健康-疾病的全过程并提供服务　护理是健康科学中一门独立的学科,护士肩负着人群健康服务的重任。由于人的健康需要是多方面的,包括健康促进、健康维护、疾病预防及疾病康复,特别是对于生病的个体,护士不仅要注重疾病的痊愈,还要关心患者的康复、自理情况等,要注重健康教育、预防保健等,从而使患者达到个人健康的最佳状态。

3. 护理应对整个人群提供服务　护理服务的对象从患者扩大到健康人。为达到全民健康的目标,护理人员不仅要对服务对象个体给予帮助和照顾,更重要的是要将服务对象扩展到家庭、社区的整个人群,提高人群的整体健康水平。

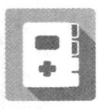

（三）整体护理的实践特征

1. 以现代护理观为指导 护理是以人的健康为中心的,护理对象不仅是患者,还包括健康人;护理服务范围不仅在医院,还包括家庭和社区。在护理工作中要满足患者的身心需要,促进患者身体和精神的健康。确立以人的健康为中心的现代护理观为整体护理的开展奠定了实践基础。

2. 以护理程序为核心 护理程序是科学地认识问题、解决问题的工作方法。整体护理是以护理程序为核心结构,将护理哲理、护士的职责与行为评价、人员的组成结构、标准护理计划和教育计划、护理表格的制作与作用、护理质量控制等各个环节有机地结合在一起,做到紧密联系,协调一致,确保护理人员在临床护理和护理管理工作中自觉地运用护理程序的科学思维方式和行为方式进行工作,从而促进护理专业的发展和护理质量的提高。

3. 实施主动的计划性护理 整体护理从本质上改变了医嘱加护理常规的被动护理局面,护理人员不再只是医生的助手,而是与医生一道,相互合作、相互补充,形成新型的合作伙伴关系。护理人员的主动性、积极性和潜能得到充分发挥。护理人员工作的思维方式发生了改变,护理人员不再是被动地执行医嘱和盲目地完成护理操作,而对患者进行全面评估、科学决策、系统实施、客观评价,充分显示了护理专业的独立性和护理人员的自身价值。

4. 体现护患合作的过程 患者是护理服务的核心,其思想、行为与情绪等都应受到护理人员的重视,整体护理十分注重患者及家属的自护潜能,强调通过健康教育,提高患者及家属的自护能力,并提供机会让他们参与自身的治疗、护理和康复活动,从而促进护患关系的良好发展。

（四）整体护理的意义

整体护理的实施,为护理领域带来了一场重大的变革,其意义如下。

1. 充实和改变了护理研究的方向和内容 整体护理在注重疾病护理的同时,更注重对疾病的载体——人的研究,因此护理中充实了许多有关人的心理、社会、行为、伦理、道德等方面的内容。

2. 拓宽了护理的服务范围,改变了护士的传统形象 实施整体护理过程中,护士不仅关心患者生理方面的问题,还要处理与患者生理问题相关的心理、社会问题,因此其服务范围由单纯的疾病护理拓宽到了以"人"为中心的对身、心、社会等方面的全方位护理。在这个过程中,护士不仅是健康服务的照料者,还需要成为健康教育者、管理者、研究者等。

3. 有助于建立新型的医护关系和护患关系 在以人为中心的整体护理实践中,护士开始摆脱在疾病护理时的医生助手的角色,取而代之,在患者恢复健康的进程中,与医生一道,相互合作、相互补充,形成新型的合作伙伴关系。人是护理服务的核心,其思想、行为与感受、情绪等都会受到护理人员的重视,因此护患关系得以加强。

4. 提出了新型护理管理观 整体护理的开展,要求护理管理者也同样应具有以人为中心的思想,一切管理手段与管理行为均应以增进和恢复健康为目的。因此,一些传统的护理管理观念,如:在进行病房床单元管理时,过多强调整齐划一;在进行技术操作时,仅重视操作本身而漠视患者感受等,必须加以改进。

5. 改变了护理教育的课程设置 整体护理的实施,要求护士不仅应有疾病护理的能力,而且应有丰富的人文科学知识与沟通交流技巧。为了培养合格的护理人才,护理教育的课程设置也相应调整了单纯的重视医疗与疾病护理的模式,丰富了许多有关人的心理、行为、人际交往及环境与社会学方面的内容。

四、护士在维持和促进健康中的角色

自从现代护理发展以来,护士就和健康密不可分。1978 年 WHO 提出:护士作为护理的专业工作者,其唯一的任务就是帮助患者恢复健康,帮助健康人促进健康。国际护士会规定护士的权利与义务如下:保持生命、减轻痛苦、促进健康、恢复健康。这些专业条文中都明确了护理与健康的关系,护士也因此被誉为健康的天使、生命的守护神。一百多年护理的专业实践向人们成功地展示了护理在健康服务领域中所取得的巨大成就,如世人皆知的南丁格尔在克里米亚战争中的功绩及近代护理在促进健康与

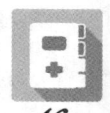

恢复健康方面所发挥的作用。这些成绩的取得与护理专业在健康服务领域中拥有的优势有关,这种优势突出表现在护士在健康服务领域中处于"前哨阵地"的位置,且有更多的机会与服务对象接触,因此,一旦这种优势被护士所认识,加以发挥,护士势必在恢复健康与促进健康中显示出自己强大的实力与独特的功能。

五、四个基本概念的相互关系

人、环境、健康和护理,被公认为是影响和决定护理实践的四个基本概念,对这四个概念的认识直接影响着护理学的研究领域、护理工作的范围和内容。人、环境、健康、护理四个基本概念之间是相互关联、相互作用的。护理研究必须注意人的整体性,人与社会的整体性,人与自然的整体性,只有将人和自然、社会看作一个立体网络系统,将健康和疾病放在整个自然、社会的背景下,运用整体观念和思维,才能探索出护理学的科学规律,促进护理学的发展。在这些概念中,护理实践的核心是人,对人的认识是护理理论和实践的核心和基础,它影响整个护理概念的发展,并决定了护理工作的任务和性质,人是护理的对象,人的健康是护理的中心,护理对象存在于环境之中并与其互为影响,健康即是机体处于内外环境平衡、多层次需要得到满足的状态。护理的任务是创造良好的环境并帮助护理对象适应环境,从而达到最佳健康状态。

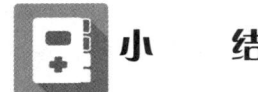 小 结

本章主要介绍了现代护理观的四个基本概念。人、环境、健康、护理四个基本概念之间是相互关联、相互作用的。

(1) 人是一个统一整体,人是开放的系统,人有基本需要并且有成长与发展的基本规律。

(2) 所有生命的系统都有一个内环境和围绕在其周围的外环境,人与环境是互动的,是和谐一致的。

(3) 健康与疾病是医学科学中两个最基本的概念,是人类生命活动本质状态和质量的一种反映。预防疾病与促进健康是护理人员神圣的职责,对健康与疾病概念及模式的认识直接影响护理人员的护理行为。

(4) 护理的概念是随着护理专业的形成和发展而不断地得到认识、变化和发展的,护理的内涵包括照顾、人道和帮助性关系。整体护理是以人为中心,以现代护理观为指导,以护理程序为基本框架,将护理程序系统化地运用到临床护理和护理管理中去的指导思想。整体护理的开展,促进了我国护理人员思维模式的转变,并通过科学的工作方法,有效地解决了护理对象的健康问题,扩大了护理专业的自主权和独立性,使护理质量取得了实质性提高。

(秦　军)

直通护考
扫码答题

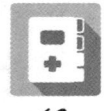
Note

第三章 护士与患者

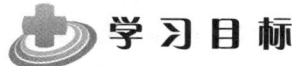

学习目标

掌握：护患关系的概念；护士角色功能分类；患者角色适应不良及表现。

熟悉：护士的素质要求及行为规范；影响患者角色适应的因素；促进护患关系的方法与技巧。

了解：角色的基本特征；护患关系的性质、基本模式及建立过程。

PPT 课件

护士与患者是照顾者与被照顾者的关系，患者作为护士主要的服务对象，护士需要通过专业性的帮助，与患者建立互相信任、互相理解的护患关系，为患者提供更好的服务，才能使护理质量不断提高。护患双方在文化、教育背景、社会地位等方面均存在差异，这些因素会在很大程度上影响良好护患关系的建立，且随着社会的进步，人们对医疗服务要求越来越高，在给医院带来了挑战的同时，也对护士提出了更高的要求，要求护士明确自身角色与患者的角色，以过硬的素质和良好的行为表现建立良好的护患关系，从而促进患者康复，提高服务质量，避免医疗纠纷的发生。

第一节 角色理论

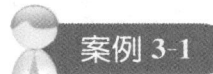

案例 3-1

> 伟大的英国戏剧家莎士比亚的戏剧——《人间喜剧》中的一段著名的台词如下。
> 全世界是一个舞台，
> 所有的男人女人都是演员。
> 他们有各自的进口与出口，
> 一个人在一生中扮演许多角色。
> 具体任务：
> 说一说你在扮演的角色。

角色（role）一词源于戏剧，原意为戏剧中由演员根据剧本扮演的某一特定任务的术语。在戏剧中或舞台上，演员的言行举止必须与剧本的要求一致，所以不同的背景、不同的环境需要具备符合不同角色需求的行为规范或模式。

一、角色的基本概念

（一）角色

"角色"一词最先由美国著名的社会学家、社会心理学家及哲学家乔治·赫伯特·米德（Mead George Herbert）从戏剧中引用而来，又称社会角色，是指处于一定社会地位的个体或群体，在实现与这种地位相联系的权利与义务中，所表现出来的符合社会期望的模式化行为。简言之，角色是在社会生活

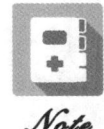

Note

31

中人们所处的地位与身份,如校园里的学生、教师,家庭中的父母、孩子,军训时的教官、学员等。可见,不同的社会角色都要达到不同的行为模式和标准,才能符合社会期望。

（二）角色集

角色集是指个人在某一特定的社会关系和社会地位中所形成的各种角色关系的总和。社会生活中,人们总是处于集多重角色于一身的状态。同时,人们扮演的角色越多,则与其相关的社会角色相联系就越多。所以,我们每个人都是多个角色的组合体,这种社会现象被很多学者称为角色集。

（三）角色理论

角色理论被美国学者乔纳森·特纳(Jonathan H. Turner)分为两部分:一是研究角色与社会关系,如角色行为、角色冲突、社会对角色的期望等内容的结构角色理论,该理论体系包括如乔治·赫伯特·米德的角色理论、罗伯特·帕克的角色理论、雅各布·莫雷诺的角色理论、拉尔夫·林顿的角色理论、欧文·戈夫曼的角色理论、萨宾的角色理论、默顿的角色理论;二是围绕社会互动过程展开的,对角色扮演、角色期望、角色冲突与角色紧张等问题的研究,该理论的支持者包括赫伯特·布卢默、拉尔夫·特纳(Ralph H. Turner)等,其中最具有代表性的是拉尔夫·特纳的过程角色理论。

二、角色特征

结合角色、角色集的基本概念及角色功能理论(由美国护理学者罗伊提出),归纳出角色包括以下几个特征。

1. 角色的多重性　主要强调个体内部关系,表现为多种角色集于一身。例如,一个少年,在家他是父母的孩子,在学校他是学生、共青团员、优秀班干部,所以,这个少年此时就具有多种角色。认清角色具有的多重性和多元性,对履行角色的权利与义务,建立良好的角色关系是非常重要的。

2. 角色的社会性　主要强调人和人之间的关系,表现为相互依存的一组角色。例如,少年在学校要与老师、团支部书记、同学等角色进行互动交流,由此与他交往的其他角色被称为他的角色伴侣。角色与其角色伴侣之间的人际关系称为角色关系。

3. 角色的职能性　角色的职能性是确定个人存在的重要标志,个体是角色形成及角色行为执行的基础。所以,每个个体都要明确自己所承担的角色,符合社会对该角色的期待,否则就会出现角色冲突,影响角色的功能和作用的发挥。例如,学生在校要遵守学生手册规定,履行学生职能,德智体美劳全面发展,才能顺利完成学业,适应社会需求。

4. 角色的更替性　由于社会、工作、生活的需要,许多人的角色是随时在更替、转变的。彼得·伯杰(Peter L. Berger)曾说过这样一句话:生活在现代社会意味着生活在一个万花筒的中心,角色随时在变。这种转变是人在成长发展中必经的过程,是一种正向的转变,个体需要通过不断学习、不断实践逐渐了解自己的角色职能和角色期待,从而改变自己的角色行为,以符合社会的期待。例如,学生毕业之后步入社会,由学生角色转变为社会工作者角色,就需要利用自己所学选择适合的职业以服务社会,实现自己的价值。

知识链接

角色理论在我国的研究现状

在我国,角色理论的研究,正在受到社会学界与心理学界学者的热切关注。许多学者发表了角色理论相关的文章,有些学者在其社会学、社会心理学专著中,以一节或一章的篇幅,专门论述了角色理论。为推动角色理论的研究,促进角色理论的深层建设,我国有些学者自愿组织,联合攻关。例如,1986年7月初由南开大学社会学系牵头组织的"社会角色和认知"协作组正式成立。该协作组的主要任务是研究人所具有的社会角色与他对客观世界、对自身的认知和态度之间的关系。这种研究,对于填补我国社会心理学中的空白,建立具有中国特色的社会心理学体系具有重要的理论意义;另外,对于理解当前存在的一些实际问题,更有效地开展宣传、教育工作,也具有应用价值。

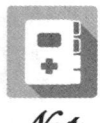

第二节 护 士

 **案例 3-2**

　　某糖尿病患者入院治疗期间,护士需要遵医嘱应用胰岛素进行降血糖治疗,同时及时为患者进行血糖监测并及时反馈给医生和患者。此外,还需要为患者做健康指导,满足患者对血糖控制及胰岛素笔的使用等方面的知识需求。

　　具体任务:

　　(1)在上述案例中,护士分别担任哪些角色?

　　(2)你认为一名合格的护士应具有哪些素质要求?

　　护士作为一个重要的社会角色,随着社会的发展及医疗模式的转变,人们对健康越来越重视,对护士角色要求也越来越高。一般要求护士在经过专业教育并获得执业资格后,才能执行护理工作,且在应用专业知识及技能进行护理活动过程中,遵守职业道德、符合行为规范,以高质量的护理满足服务对象的需求。

一、护士角色概念

　　护士角色,即在实现护士职业的权利和义务过程中,护士应具有的符合社会期望的行为模式。随着护理学科的发展,护理教育、护理科研、护理管理水平的提高,护士的角色范围不断扩展,在医疗、康复、护理及健康宣教等各领域活动中扮演着重要的角色。

二、护士角色功能

　　护理专业自南丁格尔开创以来得到了系统、科学的发展,护士的角色形象也发生了本质性的改变。当代护士作为一名具有专业知识和专业技能的实践者,被赋予了多种角色功能。

　　1. 护理者　又称照顾者,是护士最基本、最重要的角色功能,指护士结合自己的专业知识,应用所学的专业技能满足服务对象的基本需要,主要为服务对象提供日常生活方面的护理活动,如饮食、排泄、休息、活动、用药等。

　　2. 沟通者及协调者　在工作过程中,为了给服务对象提供有针对性的整体护理,护士必须与服务对象及家属、医生及其他健康工作人员等进行沟通、协调,收集资料和进行信息传递,以期达到使服务对象的需要能够最大限度地得到满足的目的。

　　3. 决策者　护士应用护理程序进行护理活动时,需对服务对象的健康问题做出护理诊断和决策。科学准确的决策为制订合理、可行、有效的护理计划提供先决条件,所以护士在提出护理诊断前应全面、系统地收集服务对象与健康问题相关的资料。

　　4. 计划者　每个服务对象的健康问题都有轻重缓急之分,且在不断变化过程中。护士在应用知识或技能解决服务对象的健康问题之前,需制订一系列详细可行的计划,这就要求护士具备扎实的专业知识及敏锐的洞察力,为服务对象制订出既有针对性又有整体性的护理计划。

　　5. 管理者　在提倡责任制整体护理的今天,每个护士都是一名管理者。在日常护理工作中,需对服务对象、环境、物品等进行合理的组织、控制与管理,以提高服务质量及工作效率。例如,护士需为服务对象实施各种护理措施,保持病区环境安静、整洁、安全有序,定期维护护理用物齐全、完好、可用。

　　6. 促进康复者　基于目前我国人口老龄化加剧、慢性病多发的现状,人们对促进康复的知识与技能需求增加,护士需为因疾病或不良事件造成机体功能受损的服务对象提供与康复护理相关的知识和技能指导,以促进服务对象恢复健康,或将伤害降到最低。

7. 教育者与咨询者　健康教育是护理工作的重要内容之一,护士需根据服务对象的不同情况,针对性进行健康宣教、提供咨询。例如,指导服务对象进行自我照顾,及时解答服务对象及家属提出的与健康相关的问题,以期通过健康知识改善其健康的态度和行为,达到预防疾病、减轻痛苦、恢复和促进健康的目的。

8. 代言人及保护者　为服务对象提供安全舒适的环境,保护服务对象的合法权益不受侵害是护士的职责所在。特别是在服务对象无法辨别或表达自己的意见时,护士对服务对象的权益主动进行解释并坚决维护。

9. 研究者及著作者　作为一名护士,促进护理学科发展的任务责无旁贷。在护理工作中不断进行科学研究和论证,从实践中寻找问题,再将研究结果应用到实践中去检验,由此循环往复、循序渐进,不断扩展护理学科理论及技能,不断提升护理质量,同时将结果进行总结归纳形成著作,供护理工作者交流借鉴,进而不断推动护理专业发展。

10. 权威者　为提高护理工作的科学化、精细化及专业化,为使服务对象获得更高质量的服务,近年来专科护理逐渐发展起来,要求护士在具备基础的专业知识和技能外,还应在工作后不断学习并掌握临床各专科特有的护理知识和技术,以满足服务对象的需要,为服务对象提供最专业、最权威的个体化服务。

11. 改革者或创业者　当今社会处于大众创业、万众创新的时代,且随着"互联网＋"新经济形态的发展,护士的工作范围、形式和职责进一步拓展,改革者或创业者成为护士的新增角色。例如,目前正开展试点的"互联网＋护理服务""共享护士"医疗模式,护士将通过线上接单、线下服务的形式,满足服务对象的需求。

三、护士的素质要求

不同的职业角色都有相应的素质要求,只有具备良好的职业素质,才能为服务对象提供安全、有效的专业服务。护士应具有扎实的理论知识、精湛的技术,同时还需具备良好的道德修养及身心素质。护士的素质要求主要包括以下几个方面。

（一）思想道德素质

（1）忠于护理事业,医德高尚,具有为护理事业而奋斗的奉献精神。
（2）忠于服务对象,敬畏生命,具有以服务对象的利益为重的道德规范。
（3）忠于护理工作,恪尽职守,具有严谨慎独的职业修养。

知识链接

慎 独

"慎独"是儒学的一个名词,属于一种儒家的道德修养方法,指在闲居独处无人监督之时,更须谨慎从事,自觉遵守各种道德准则。慎独强调个人道德水平的修养,看重个人品行的操守,是个人风范的最高境界。

（二）专业素质

（1）具有扎实的理论知识。理论知识作为护士专业素质主要内容之一,包括医学基础知识、专业理论知识、人文社科知识。近年来护理专业存在"重技能,轻人文"的现象,面对当今社会现状及顺应整体护理、优质护理推行的趋势,护士应在熟练掌握技能操作的同时,不断加强人文社科知识的学习与应用。

（2）具有娴熟的操作技能。熟练的护理技能操作可以使患者感觉舒适,减轻痛苦,提升护理质量。随着临床护理专科化的发展,护士除应具备基本护理技能外,还应学习并掌握适合自身能力的专科化技能。

（3）具有评判性思维能力及循证护理能力,能够针对临床护理问题做出准确的判断和处理。

（4）具有护理管理、教育、科研能力,勇于钻研业务知识与技术,不断创新护理工作。

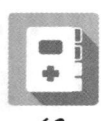

（5）具有敏锐的应变力和洞察力，能及时发现患者病情变化并给予有效的处理。

（6）具有较强的沟通表达能力，能针对服务对象的具体情况运用语言进行健康指导和心理护理。

（7）具有一定的英语应用能力和较熟练的计算机基本操作能力。

（三）身心素质

护理工作是体力与脑力劳动相结合的工作，且高强度、高压力、复杂多变的工作性质，要求护士要有良好的心理素质。

（1）身体健康，精力充沛。

（2）心理健康，情绪稳定，具有积极、乐观、自信的生活态度。

（3）冷静、果断、坚强、虚心的个性心理素质。遇到急、危、重等突发情况时，应沉着冷静应对，迅速果断处理；遇到困难、挫折、委屈或误解时，应有坚强的意志力，克制约束自己，以服务对象的健康为重；遇到新方法和新技术应虚心向同事学习，取长补短。

四、护士的行为规范

行为规范，是社会群体或个人在参与社会活动中所遵循的规则、准则的总称，是社会认可和人们普遍接受的具有一般约束力的行为标准。护士在为服务对象提供健康服务时，应遵守相应的行为规范，包括仪表、举止、交谈等内容，做到礼仪美、行为美、语言美。

（一）护士的仪表规范

护士的仪表是指包括护士的容貌、姿态、服饰等在内的外在形象。在人际交往的最早期，人的仪表是最易引起对方关注的。护士应具有审美意识，认识到良好的形象是优质护理服务的内容之一。

1. 妆容 整体要求做到洁净、自然、美观、得体、大方。要求护士注意个人卫生，面部五官清洁无异味和异物，修剪指甲，淡妆上岗。禁止出现留长指甲、美甲、化浓妆等情况。

2. 头发 自觉地对自己的头发进行清洗、修剪和梳理。护士头发要求前不遮眉，后不过肩，两侧不掩耳，长发应盘起，用发网固定。禁止将头发染成"五颜六色"或烫得过于繁乱、美艳。

3. 服饰 包括衣、裤、裙、帽、鞋、袜等方面。要求护士上班期间穿着干净、整洁、合体的护士服，若为裙装应搭配肉色或肤色长筒袜，内衣领口、袖口、下摆不可露于护士服外面；护士帽应稳妥、正当的戴于距前额发际 4～5 cm 的位置，用白色或与头发同色的卡子固定于帽子后侧；护士鞋应以平跟或坡跟、软底、舒适的白色或浅色鞋为宜。

（二）护士的举止规范

根据举止礼仪的规范，举止礼仪主要涉及站姿、坐姿和行姿；根据护理专业特征，还包括蹲姿和持物姿势。要求护士做到站立有相，落座有姿，行走有态，蹲姿优雅，持物自然。

1. 站姿 作为其他姿态的基础，规范的站姿要求做到抬头、收颌、挺胸、收腹、直腰、提臀，双目平视前方，两肩自然放松。根据需要可变换站姿：女性护理人员可双手体前相握放于下腹位，双膝并拢，双脚呈"丁"字形或"V"字形（图 3-1）；男性护理人员可双手自然放于身体两侧或相握于身后，双脚分开与肩同宽或呈"V"字形（图 3-2）。

2. 坐姿 总体符合端正、稳重、优雅的要求。具体要求在基本站姿的基础上，女性护理人员落座时一手整理衣裙，坐于椅面的 2/3 或 3/4 处；就座后上身挺直、下颌内收，颈、胸、腰挺起，两肩放松，双膝并拢，双手自然放于腹部或双膝上，小腿可后收可略向前伸或侧伸，双腿并拢或前后分开（图 3-3）。男性护理人员落座后，小腿垂直地面，两脚分开与肩同宽，两手放于大腿前 1/3 处（图 3-4）。

3. 行姿 总的要求是轻松、干练、从容、匀速。具体要求行走时昂首挺胸，双目平视，挺胸收腹，双肩平衡，双臂前后自然摆动，幅度小于 30°，步幅适中，轻盈敏捷（图 3-5）。

4. 蹲姿 在进行低处取物时要通过蹲姿来进行，蹲姿规范要求应走近物品，上体正直、两脚前后分开约半步宽，单腿下蹲同时抚平衣裙下端，下蹲后进行取物，女性规范蹲姿如图 3-6 所示。直腿弯腰翘臀或双腿下蹲去捡的姿势是不可取的。

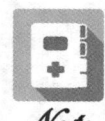

35

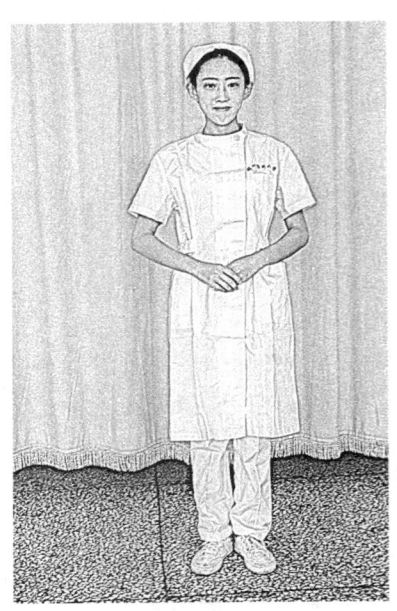

图 3-1　站姿（女）

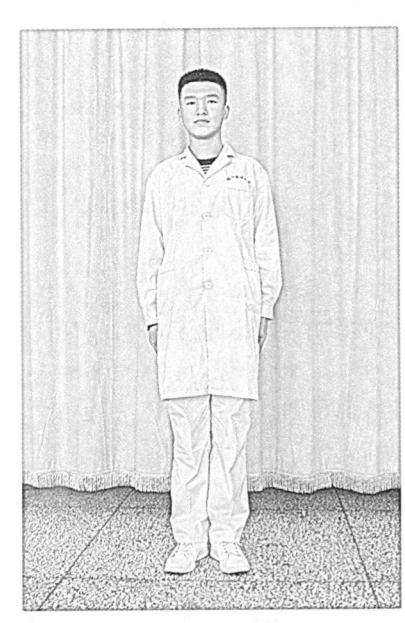

图 3-2　站姿（男）

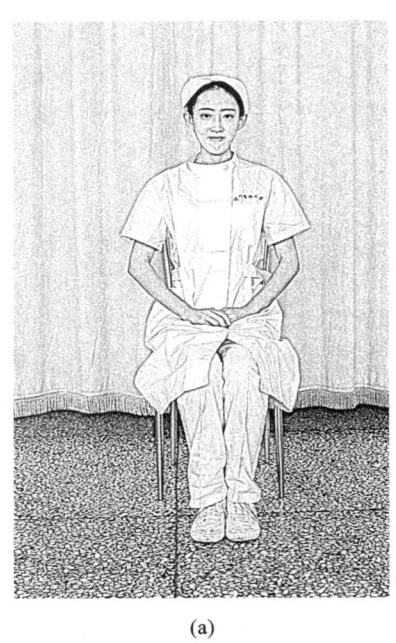

(a)

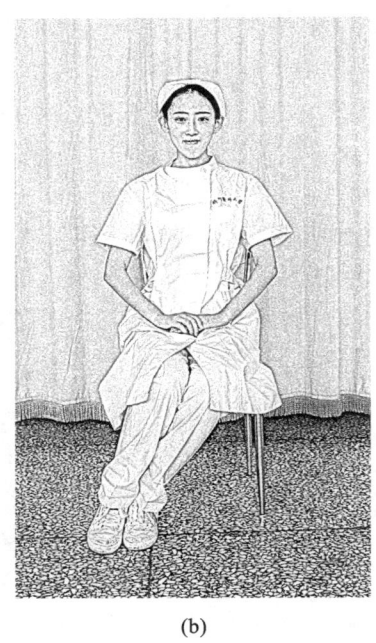

(b)

图 3-3　坐姿（女）

5. 持物姿势　端持物品时注意动作自然、省力，五指并拢，均匀用力，避免小指或环指翘起。

（1）端治疗盘：在行姿或站姿基础上，双手掌指托住治疗盘的底部边缘的中部，注意拇指不可深入盘内，双上臂紧靠胸部，与前臂成 90°角。注意在行走或取放时保持治疗盘平稳，不可碰触工作服（图 3-7）。

（2）持病历夹：在行姿或站姿基础上，病历夹正面贴于体侧，左手持病历夹前端 1/3 处。记录或查看病历时，左手固定病历夹前端，将病历夹放在左前臂上，另一手打开病历夹。

（3）推治疗车：护士站于车后，两手抓住两侧扶手，上身略前倾，距治疗车约 30 cm，双臂均匀用力向前推动治疗车。注意推车前进或停放时应保持平稳，尽量降低治疗车行进过程中发出的噪声（图3-8）。

（三）护士的语言与非语言行为规范

沟通交流，是社交活动中必不可少的形式，也是一门艺术。语言交流与非语言沟通同等重要，护士在与服务对象接触时，既要注意语言表达的措辞、内容，也要注意交流时的情感和态度，良好的沟通有助

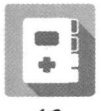

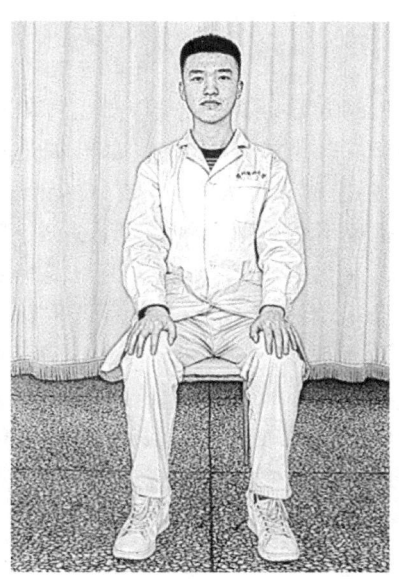

图 3-4 坐姿（男）

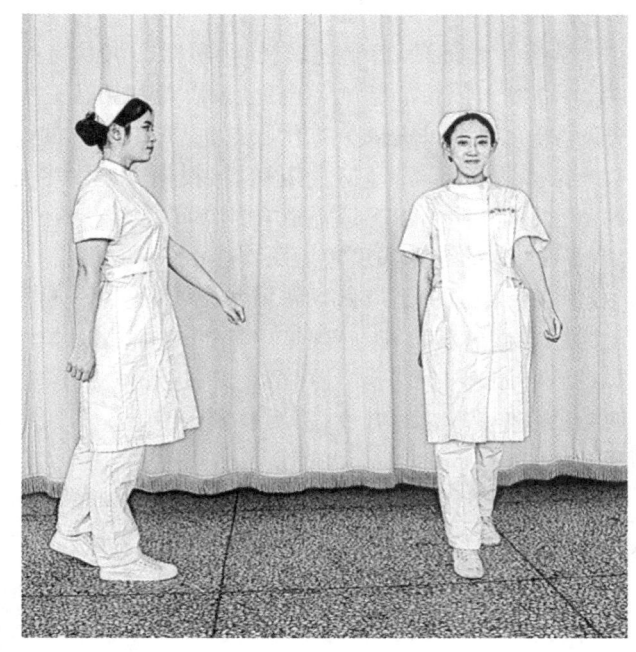

图 3-5 行姿

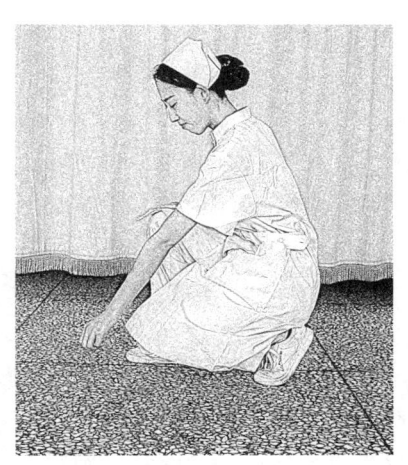

图 3-6 蹲姿

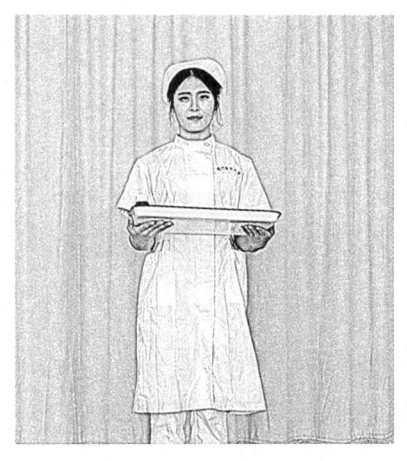

图 3-7 端治疗盘

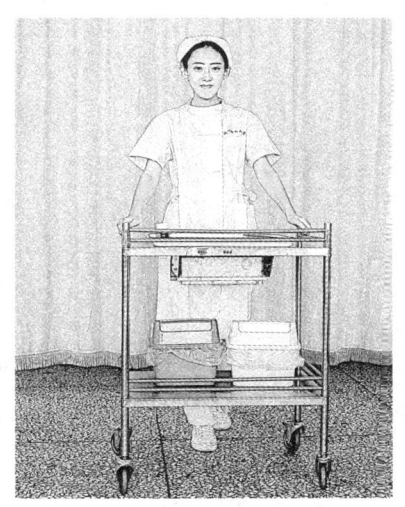

图 3-8 推治疗车

于建立互相信任。其具体要求如下。

1. 态度诚恳，神态专注 坦率真诚的谈话态度，目光注视对方，会让人产生自然、亲切、被尊重的感觉，进而易于取得患者信任，利于护理工作的开展。

2. 语言规范，言辞委婉 护患沟通注意用词规范，避免使用易引起误解的缩略语或难理解的专业术语，并注意表述清晰，语速适中。此外在交谈过程中，根据不同情况注意保护患者隐私，对于较敏感、心理承受能力较弱的患者应注意措辞委婉，防止患者因无法承受而产生过激行为。

3. 操作用语，及时告知 护理操作用语由操作前核对解释、操作中指导配合及操作后宣教三部分组成。

（1）操作前核对解释：主要在核对患者无误后，为其解释操作目的、简要过程及指导其做好准备。

（2）操作中指导配合：在操作过程中指导患者做好配合，或应用语言转移患者注意力，增强患者信心。

（3）操作后宣教：了解护理措施实施后效果，并交代注意事项，同时对患者的配合表示感谢。

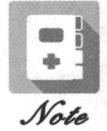

Note

4. 善于使用非语言沟通

（1）学会适时沉默,善于主动倾听:适时的沉默与主动倾听都是对人尊重和理解的表现形式。适时的沉默,可以给人放松的感觉,有机会去思考和调适;主动倾听可以通过对方的语言和行为更全面地收集服务对象的信息,以提供个体化服务,提升护理质量。

（2）保持适当距离,谨慎应用触摸:根据美国学者爱德华·霍尔对人际距离的分层,护士可以在不同的场景、根据不同的情况选择适合的空间距离。第一种是亲密距离:有些护理操作的实施,如进行静脉输液、导尿、鼻饲等需与患者近距离接触,一般小于 0.45 m,有时会接触到患者身体、皮肤,甚至是隐私部位,所以操作前护士应做好解释和说明,避免引起医疗纠纷和患者不适。第二种是个人距离:应用于护士为患者做健康教育、心理指导和咨询时,此时护士与患者间距为 0.45～1.2 m,是护士与患者较为理想的人际距离。第三种是社会距离:护患双方距离 1.3～4 m,常用于护士与异性患者或敏感患者交谈时,此距离可以让对方放松,缓解紧张情绪。第四种是公共距离:护患双方距离 4 m 以上,用于群体性沟通,如做报告、演讲或上课等情况。

（3）做好表情管理:表情对语言起着修饰、解释等作用,是人的内心活动的真实反应,礼貌真诚的目光接触和自然适宜的微笑,会给患者带来被关注、被尊重、被支持的感受,进而能够增进护患感情,利于建立信任、和谐的护患关系。

第三节　患　　者

案例 3-3

> 患者,50 岁,因患癌症多次住院进行化疗。因治疗药物费用大,效果未达到其预期理想状态。目前已花光所有积蓄,为了继续治疗,只能回家借钱。住院期间,护士为其用药后,她愤怒地将空药瓶摔到地上,并悲伤地大哭起来。
>
> 具体任务:
> (1)该患者属于哪种角色适应不良?
> (2)你认为影响患者角色适应的因素有哪些?

众所周知,生老病死是自然规律,当人患病时,个体就被赋予了一种特殊的社会角色——患者角色,是指社会对患病个体的社会地位、权利、义务及行为模式的规范。最早提出患者角色一词的是美国社会学家塔尔科特·帕森斯,1951 年在他的《社会制度》一书中对此概念进行了阐述。

一、患者角色特征

通过对患者与周围人互动情况的观察,塔尔科特·帕森斯从社会学角度将患者角色特征总结为四点。

（1）日常社会角色的义务和责任可减免。减免的程度由疾病的性质和严重程度决定。

（2）有权利接受帮助。患病与否不受个体控制,每个人都希望自己健健康康,所以患者亦是受害者,有权利接受他人帮助。

（3）有义务恢复健康。每个人都有相应的责任和义务,而患者角色的出现,会造成其他正常社会角色减免,因此,个体患病后应主动求医,努力让自己尽快康复。

（4）有配合医护工作的责任。为尽早恢复正常社会角色、回归社会,患者应积极配合医护人员的工作,以促进康复。

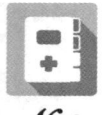

二、患者角色适应不良的表现

角色的产生和转换需要一个适应的过程,个体在患病后由于多种原因会发生角色适应不良,出现行为或心理上的改变,从而对疾病的转归产生影响。角色适应不良常见于以下五类。

1. 角色行为缺如 主要表现为不能进入患者角色,否定医生的诊断,或认为暂不需要治疗,不配合医护人员诊治,常发生于突然发现患有某些疾病,或疾病突然恶化时。

2. 角色行为冲突 主要表现为患者角色与其他社会角色产生心理冲突,个体无法放下患病前的社会角色,伴有焦虑、易怒、悲伤的情绪反应。

3. 角色行为减退 主要表现为个体已经适应患者角色,但因原社会角色产生更强烈的责任感,所以个体又承担起原社会角色的责任和义务,常见于患病后突发重要生活事件。

4. 角色行为强化 主要表现为安于患者角色,自信心减弱,依赖性增强,对恢复原社会角色感到不安,或担心病情会加重而害怕出院。

5. 角色行为异常 主要表现为患者难以忍受病痛折磨而感到绝望、悲观、抑郁,甚至出现攻击、厌世、自杀等异常行为,常见于因慢性病长期住院或患有不治之症的个体。

三、影响患者角色适应的因素

1. 疾病因素

(1)疾病性质:一般起病较急、病情变化较快、症状较明显的疾病会引起个体的重视,此时个体会很快选择就医易于进入患者角色。反之,个体则会采取不就医或延迟就医的方式。

(2)严重程度:病情较重或对个体的生活质量产生影响,患者就会立即就医寻求帮助;病情较轻或是不治之症时,患者可能会消极对待被动就医。

2. 患者因素

(1)个性特征:患者的性别、年龄、文化背景、经济状况、生活习惯、既往经验等都是影响患者角色适应的因素。一般如女性、儿童、老年人、经济状况较好、有一定的文化水平的人在出现不适时可能会及时就医。

(2)人际关系:个体患病后若能得到周围人(如亲朋、同事、医护人员)的理解、关心和支持,则较易进入患者角色。

3. 医院情况 良好的医疗环境、优质的医护水平、完善的医疗制度,可使患者主动就医。但有些为保障医疗工作正常运行而制订的规章制度,如探视制度会让部分患者有约束感而造成患者角色适应不良。

四、患者的权利和义务

每个角色都有约束其行为模式的权利与义务,护士在为患者提供护理时,既要尊重患者的权利,也要告知患者履行应尽的义务,以提升护理质量。

(一)患者的权利

根据我国法律法规和国际相关约定,得出患者的基本权利包括下列内容。

(1)一定的社会责任和义务可因病免除的权利:个体在患病后可根据病情,长期或暂时免除一定的社会责任和义务,以得到充分休息或治疗促进疾病恢复。

(2)享受平等医疗的权利:人人生而平等,无论社会地位、文化背景、经济状况如何,当人患病后都有被医疗照顾的权利,任何医疗机构或医务工作者都不能拒绝就医的患者,且应以尊重、平等的态度对待每一位患者。

(3)自主选择与决策权:患者有权对医疗机构、医护方案、检查项目等进行自主选择和决策,医护人员应协助患者了解相关信息并做出正确的决策。

(4)知情同意权:患者有获得与其相关诊疗、护理及预后的最新信息的权利。在保障患者知情同意

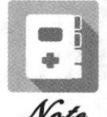

权的同时,应注意避免信息对患者造成不利后果。

(5)保护隐私权:与患者有关的病情资料、医疗计划、治疗内容及记录均视为患者的个人隐私,应保守秘密;在未经患者同意的情况下,不允许私自公开,也不可与不相关人员讨论,否则就会因侵犯公民名誉权而受到法律制裁。

(6)监督权:患者自选择就医开始,就有权监督医疗机构的医疗、护理、管理等方面的工作情况。

(二)患者的义务

患者的义务指个体患病期间应尽的义务。患者在享受角色带来的权利的同时,也应履行相应的义务。

(1)积极配合医护工作:患者在接受医护救助时,应与医务人员共同防病治病,促进康复。

(2)自觉遵守医院规章制度:医院为了维护患者利益,保障诊疗工作正常有序的进行,制订了相应的规章制度,如入院须知、就诊须知、探视制度等,要求患者和亲属予以遵守。

(3)自觉维持医院秩序:医院作为公共场所,患者就医时应文明有序,如保持安静和诊疗环境清洁,保护医院财产等。

(4)恢复并保持健康:患者应积极参与个人的健康恢复和保持工作。例如,患者应养成良好的生活方式和习惯,戒烟限酒,合理运动,以促进健康。

第四节　护患关系

案例 3-4

　　某患者住院后需要做腹部 B 超和 X 线钡餐检查。当天下午,负责护士将检查预约单交给患者并对他说:"明天上午不要吃早餐,要到 B 超室和放射科做两个检查。"患者点点头,接过检查单,负责护士便离开了。第二天,患者遵照护士指示没吃早餐,先做了 X 线钡餐检查,然后准备去做 B 超。B 超室的工作人员告诉患者:由于刚做过 X 线钡餐检查,显影剂仍滞留在胃肠道,影响 B 超检测的准确性,暂时不能做 B 超,必须另约时间。因为耽误了检查,延迟了诊断时间并影响患者下一步的治疗,患者以此为由进行投诉。

　　具体任务:
　　(1)引起上述事件的原因有哪些?
　　(2)如果你遇到此类问题会如何处理?

为了满足自身的需要,在社会生活中人与人之间少不了交流、沟通,由此形成人际关系。在护士的众多人际关系中,护患关系是核心,也是维持护理人际关系平衡的重要组成部分。因此,明确护患关系的相关知识,对建立良好的护患关系十分重要。

一、护患关系的概念

护患关系是指在护理工作中,护患双方在相互尊重并接受彼此民族文化差异的基础上,形成和发展的一种特殊的人际关系。广义的护患关系还包括护士与医生、护士与患者家属及其他的人员关系。

二、护患关系的性质

1. 工作关系　护士是一种职业,护患之间的交往属于职业行为,具有一定的职业约束性。鉴于职业的需要,无论护患之间有无相互吸引及患者的情况如何,与患者建立并保持良好的人际关系是护理工作中重点内容之一。

2. 以患者的健康为中心的关系　护士应用专业知识和技能与患者形成良好护患关系的最终目的

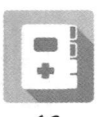

都是解决患者的健康问题,恢复、维持、促进患者的健康。

3. 多方位的关系 护患关系不单指护士与患者,还包括与参与患者健康管理的医生、患者的亲朋好友等人员的关系,这些关系多角度、多方位地对护患关系产生影响。

4. 短暂的关系 一般情况下,护患关系开始于患者接受护理服务,随着护理服务结束而中止。

三、护患关系的基本模式

1956 年,三种医患关系模式由美国学者托马斯·萨斯和马克·荷伦德提出,在此基础上建立了三种不同的护患关系模式。值得注意的是,随着患者病情、护患双方的作用、愿望的变化,三种护患关系模式可进行转换。

(一)主动-被动型

这是一种以生物医学模式为指导的、单向的、传统的护患关系模式,基于护士对疾病的护理,"为患者做什么"。该模式下护士处于主动且主导地位,患者处于被动接受的从属地位。

该模式因过分强调了护士的权威性而忽略了患者的主观能动性,所以只适用于缺乏自主思维和自理能力的患者,如休克、昏迷、危重、婴幼儿、智力严重低下及某些精神病患者。应用此模式进行护理活动时,护士应具备较高的职业责任心及道德感。

(二)指导-合作型

这是一种以生物医学-社会心理为指导的微弱单向的护患关系模式,基于护士对患者的护理,"教会患者做什么"。在该模式下,护患双方均具有自主性,但护士仍处于主导地位,患者可以在配合护理方案执行时,主动提供疾病信息并提出要求和建议。

该模式虽提出患者的主动性,但是护患双方仍以护士的权威性为主,护患双方地位依然平等,所以适用于病情重但有自主意识的患者,护士指导患者配合,进而有利于护理质量及工作效率的提高。

(三)共同参与型

这是一种以生物医学-社会心理为指导的、双向的护患关系模式,基于护士以人的健康为中心的护理,"帮助患者自我康复"。该模式下,护患双方能够平等协作,双方应在相互尊重的基础上,共同协商护理方案的制订和执行。

该模式使患者得到了尊重,也充分发挥和调动了患者的积极性,护患双方风险共担、成果共享。该模式适用于了解自身健康状况,且有强烈参与意愿的患者。

四、护患关系的建立过程

建立与发展良好护患关系一般分为三个阶段。

(一)建立-观察熟悉期

这一阶段是护患双方开始接触到熟悉的过程,是建立良好互信的护患关系的初始阶段。在此阶段,护士的任务包括两项:一是向患者做入院宣教,如病区环境及设施、规章制度的介绍;二是收集患者信息及资料。此阶段护士所展现的良好的行为举止及服务态度,均有利于建立良好互信的护患关系。

(二)发展-合作信任期

这一阶段是指在相互信任的基础上护患双方进入合作的阶段,是最主要、最重要的护患关系阶段。在此阶段护士的主要任务就是满足患者需要并帮助患者解决身心问题。在护患共同合作解决患者健康问题的过程中,护士应认真负责、尊重、平等地对待每一位患者并维护其权利。此阶段护士扎实的理论知识和实践技能利于维持良好互信的护患关系。

(三)结束-终止评价期

这一阶段是指通过护患双方的密切合作,使护理目标达到了预期的效果,是护患关系即将结束阶段。此阶段护士主要任务有两项:一是在结束前为患者做好准备,评价护理效果及进行健康教育,保证护理的延续性;二是向患者征求意见,如服务满意度,以进一步改进工作。此阶段护士应在为患者做好充分准备后终止双方关系。

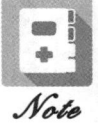

Note

五、促进护患关系的方法与技巧

护患关系是一种照顾与被照顾、帮助与被帮助的专业性关系,良好的护患关系对患者的身心健康均有重要意义。护士作为促进护患关系良性发展的主导者,应能够运用促进护患关系的方法与技巧,建立和发展良好互信的护患关系。

1. 注重细节护理,加强人文关怀　护士在为患者提供护理服务时应注重细节,加强人文关怀。护士应以真诚的态度与患者接触,有耐心、细心、热心、爱心、责任心,且时刻以患者为中心,尊重患者,保护患者的隐私,维护患者权益不受侵犯。

2. 注重专业学习,提升业务水平　扎实的理论知识,熟练的操作技能,轻、稳、准、快的职业素养,可以使患者有安全感,且能增加患者的信任度。护士需顺应时代发展,不断提升自己的业务水平,培养终身学习和自主学习的能力,以达到让患者满意的护理效果。

3. 强调主动沟通,鼓励患者参与　护患双方有效互动是建立和发展良好护患关系的基础。在护理患者时,护士应注意运用语言和非语言沟通技巧,如移情、倾听、护理检查、换位思考等方式与患者进行有效沟通。

4. 强调安全文化,避免责任冲突　对于患者的不良行为习惯护士可以通过健康宣教予以纠正。同时,护士应具有一定的法律知识、防护意识,以维护自身安全。患者安全与护士安全均应重视,以避免冲突发生。

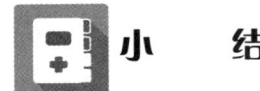 **小　结**

(1) 角色,又称社会角色,是指处于一定社会地位的个体或群体,在实现与这种地位相联系的权利与义务中,所表现出来的符合社会期望的模式化行为。

(2) 角色具有多重性、社会性、职能性、更替性。

(3) 护士角色,即在实现护士职业的权利和义务过程中,护士应具有的符合社会期望的行为模式。

(4) 护士角色功能包括护理者、沟通者及协调者、决策者、计划者、管理者、促进康复者、教育者与咨询者、代言人及保护者、研究者及著作者、权威者、改革者或创业者。

(5) 护士应具有扎实的理论知识、娴熟的操作技能,同时还需具备良好的道德修养及身心素质;同时在为服务对象提供健康服务时,应遵守相应的行为规范,包括仪表、举止、交谈等内容,做到礼仪美、行为美、语言美。

(6) 患者角色是指社会对患病个体的社会地位、权利、义务及行为模式的规范。

(7) 患者角色具有日常社会角色的义务和责任可减免、有权利接受帮助、有义务恢复健康、有配合医护工作的责任四个特征。

(8) 常见的患者角色适应不良表现为角色行为缺如、角色行为冲突、角色行为减退、角色行为强化、角色行为异常。护士应从疾病因素、患者因素及医院情况等方面来寻找患者角色适应不良的影响因素。

(9) 护患关系是在护理工作中,护患双方在相互尊重并接受彼此民族文化差异的基础上,形成和发展的一种特殊的人际关系。

(10) 护患关系是一种工作关系,是一种以患者的健康为中心的、多方位且短暂的关系。

(11) 1956年,美国学者托马斯·萨斯和马克·荷伦德提出了三种护患关系模式,分别为主动-被动型、指导-合作型和共同参与型。

(12) 护患关系的建立与发展一般分为三个阶段:建立-观察熟悉期、发展-合作信任期、结束-终止评价期。护士应熟悉不同阶段的主要任务,结合促进护患关系的方法与技巧,来建立和发展良好互信的护患关系。

直通护考
扫码答题

【护考提示】
护士角色功能分类、患者角色适应不良、护患关系模式及建立过程。

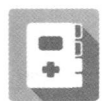
Note

(郑丹丹)

第四章　护理支持性理论

学习目标

掌握：系统、需要、压力、适应、成长、发展等基本概念；压力的防卫、适应的层次；能帮助满足住院患者不能满足的需要。

熟悉：住院患者常见压力源并能协助其适应压力；人类基本需要层次理论的基本内容；成长发展的规律和影响因素；成长发展理论在护理中的应用。

了解：系统理论；正确解释护理程序的框架。

PPT 课件

案例 4-1

李某，女，32岁，农民。因转移性右下腹痛不适2天，病情加重3小时入院。患者于入院前2天无明显诱因出现上腹部不适，后出现右下腹部疼痛，体温不高，无恶心及呕吐，无腹痛、腹泻及里急后重，随即到当地医院检查，经化验血常规发现 WBC 较高，初步考虑为阑尾炎，准备手术治疗。因患者拒绝手术，经抗炎补液等对症处理后腹部疼痛有所缓解，在入院前3小时上述症状加重，为求进一步诊治入院，经医院体格检查考虑为阑尾炎，门诊以"急性阑尾炎"收住入院。入院后患者虽然同意手术，但一直恐惧手术，表现为烦躁不安，不断询问手术过程、手术效果等。责任护士小王向患者详细讲解了手术过程，列举了同类手术治疗的效果，还请同病区已经做过该手术的患者介绍经验，患者才安然接受术前准备。

具体任务：

（1）该患者入院后出现了哪些压力？具体有哪些表现？

（2）患者有哪些需要？优势需要是什么？

（3）护士小王工作方法是否合适？

理论（theory）是对特定领域内的现象和活动的本质性、规律性的描述。护理理论是指对护理现象系统的、整体的看法，解释、预测和控制护理现象。20世纪40年代，社会科学中许多有影响的理论和学说相继被提出和确立，为护理学的进一步发展奠定了理论基础，这些对护理学发展产生深远影响的基本理论包括一般系统论、需要层次理论、压力与适应理论、成长与发展理论等。

第一节　一般系统论

1937年，美籍奥地利理论生物学家贝塔朗菲第一次提出了"一般系统论"的概念。1968年，他发表了《一般系统论——基础、发展和应用》，为该理论提供了纲领性的理论指导。20世纪60年代以后，一般系统论得到了广泛的发展，其理论与方法已渗透到有关自然和社会的许多科学领域，包括工程、物理、管理及护理等，产生着日益重大而深远的影响。

Note

知识链接

贝塔朗菲简介

贝塔朗菲,美籍奥地利理论生物学家。1901年9月19日生于奥地利首都维也纳附近的阿茨格斯多夫,1972年6月12日卒于纽约州布法罗。1926年获维也纳大学哲学博士学位,在该校任教。1937年起,先后在芝加哥大学、渥太华大学、阿尔贝塔大学、纽约州立大学等处任教。1932年发表开放系统论的相关论述,20世纪60年代提出应用开放系统论于生物学研究的概念、方法与数学模型等,为系统生物学的发展奠定了基础,并引领了系统生态学、系统生理学的学科体系发展,中国生物学家曾邦哲在20世纪90年代提出系统医学、系统遗传学与系统生物工程的概念与原理就是受其影响与启发。贝塔朗菲是一般系统论的创始人。

一、概述

(一) 系统的概念

系统一词,来源于古希腊语,是由部分构成整体的意思。今天人们从各种角度研究系统,有关系统的定义多达几十种。一般系统论则试图给出一个能描述各种系统共同特征的一般的系统定义,即系统(system)是由若干相互联系、相互作用的要素所组成的具有特定结构及功能的有机整体。也就是说,系统是由一些要素(子系统)所组成,这些要素间相互联系、相互作用;同时,系统中的每一个要素都有自己独特的结构和功能,但这些要素集合起来构成一个整体系统后,它又具有各孤立要素所不具备的整体功能。

(二) 系统理论的发展

系统思想源远流长,但作为一门科学的系统论,人们公认是美籍奥地利理论生物学家贝塔朗菲创立的。他在1932年提出开放系统论,揭示了系统论的思想。1937年进一步提出了一般系统论原理,奠定了这门科学的理论基础。1968年贝塔朗菲发表了专著《一般系统理论——基础、发展和应用》,确立了他在这门科学领域的学术地位,该书被公认为是本学科的代表作。其系统理论认为:目的性、相关性、动态性、层次性、整体性等是所有系统共同的基本特征,这些既是系统所具有的基本思想观点,也是系统方法的基本原则,表现了系统论不仅是反映客观规律的科学理论,而且具有科学方法论的含义,这正是系统论这门科学的特点。

二、一般系统论的内容

(一) 系统的分类

1. 按人类对系统是否施加影响分类 分为自然系统和人为系统。自然系统指自然形成、客观存在的系统,如人体系统、生态系统;人为系统指为某特定目标而建立的系统,如护理质量管理系统、教育质量评价系统;复合系统为自然系统和人为系统的综合,如医疗系统、教育系统。现实生活中,大多数系统为复合系统。

2. 按系统与环境的关系分类 分为开放系统和闭合系统。开放系统指与周围环境不断进行着物质、能量和信息交换的系统,大部分系统都为开放系统;闭合系统指不与周围环境进行物质、能量和信息交换的系统。绝对的闭合系统是不存在的,只有相对的、暂时的闭合系统。

3. 按组成系统的内容和要素的性质分类 分为实体系统和概念系统。实体系统指以物质实体构成的系统,如机械系统;概念系统指由非物质实体构成的系统,如信息系统。

4. 按系统状态是否随时间推移而变化分类 分为动态系统和静态系统。动态系统指系统的状态会随时间的变化而变化,如生物系统;静态系统指状态不随时间的变化而改变、具有相对稳定性的系统,如一个建筑群。但是,绝对的静态系统是不存在的。

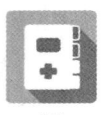

（二）系统的基本特征

1. 目的性 每一系统的存在都有其特定目的，系统是按照系统的目的和功能组成的整体。例如，医院系统的目的应是为人民提供医疗保健、防病治病的场所。

2. 相关性 系统各要素之间是相互联系、相互制约的，其中任何一要素发生了功能或作用的变化，都要引起其他各要素乃至于整体功能或作用的相应变化。各要素与整体系统间也是相互联系和影响的，各要素的变化都将影响整体功能的发挥。

3. 动态性 系统随时间的变化而变化，具体反映在系统的运动、发展与变化过程。例如，系统为了生存与发展，总在不断调整自己的内部结构，并不断与环境进行物质、能量和信息的交换，维持自身的生存和发展。

4. 层次性 任何系统都是有层次的。对于一个系统来说，它既是由某些要素（子系统）组成的，同时，它自身又是组成更大系统（超系统）的一个要素（子系统）。例如，学校是各班级的超系统，同时学校又是教育局的子系统。

5. 整体性 系统的整体功能大于系统各要素功能之和。因为系统将其要素以一定方式组织起来构成一个整体后，各要素之间相互联系，要素、整体和环境间相互作用，受局部服从整体、部分服从全局以及优化原则支配，整体就产生了孤立要素所不具备的特定功能。

（三）系统的结构与功能

结构指系统内部各组成要素在空间或时间方面的有机联系与相互作用的方式与顺序，反映系统内在构成；功能是指系统与外部环境相互联系和作用过程的秩序和能力，反映系统的外在行为。

（1）系统的结构与功能是辩证统一的，一般来说结构不同，功能就不同，例如，人体癌细胞在结构上发生变异，其功能就与正常细胞不同。但结构相同，也可能表现出不同的功能，这种情况与外部条件有关。

（2）结构与功能的界限是相对的，可变的结构作为内在根据决定系统的功能，但功能又会反过来作用于结构，能动地改变结构。

（3）任何系统的功能都可概括为"对环境做出反应"，系统通过输入、转换、输出与反馈来实现系统这一功能，保持与环境的协调和平衡并维持自身系统的稳定（图 4-1）。

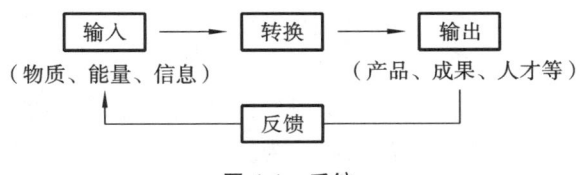

图 4-1 系统

注：①输入：由环境进入系统的物质、能量或信息等。
②转换：系统对输入的物质、能量、信息的处理与转换过程。
③输出：系统转换的结果进入环境的过程。
④反馈：系统的输出对系统再输入的影响，即环境对输出的反应。

系统通过对输入的自我调节，保持其平衡与稳定状态，物质、能量、信息通过系统的转换变为人们所需要的输出，并不断对周围的环境产生影响。

三、一般系统论与护理

（一）用系统的观点看待人

1. 人是一个自然、开放、动态的系统 护理的对象是人，人是一个整体，是一个自然、开放的系统，由生理、心理、社会、精神、文化等组成。人生命活动的基本目标是维持人体内、外环境的协调与平衡。这种协调与平衡既依赖于体内各要素结构和功能的正常及相互关系的协调，又依赖于自身对外环境变化的适应性调整。

2. 人是具有主观能动性的系统 一方面机体存在自然的免疫监控机制，另一方面思想意识上的主

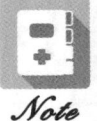

动性,使人对自身健康活动具有选择、调节、维护的能力。

（二）用系统的观点看待护理

1. 护理是一个具有复杂结构的系统　护理系统包括医院临床护理、护理管理、护理教育、护理科研等一系列相互关联、相互作用的子系统。各子系统内部又有若干层次的子系统,它们之间关系错综复杂,功能相互影响。要发挥护理系统的最大效益,必须具有全局观念,运用系统的方法,不断优化系统的结构,调整各部分的关系,使其协调发展,高效运行。

2. 护理是一个开放系统　护理系统是社会的组成部分,是国家医疗卫生系统的重要组成部分。护理系统从外部输入新的信息、人员、技术、设备,并与现代社会政治、经济、科技,特别是医疗等系统相互影响、相互制约。在开展护理工作时,要考虑护理系统和医疗系统与社会大系统的相互适应,通过不断调整与控制,保持护理系统与外部环境的协调,以求得自身的稳定与发展。

3. 护理系统是一个动态的系统　科学技术的发展,社会对护理需求的不断变化,必然对护理的组织形式、工作方法、思维方式提出变革的要求。护理系统要适应变化,主动发展,就必须深入研究护理系统内部发展机制和运行规律,要善于学习,勤于思考,勇于创造。

4. 护理系统是一个具有决策与反馈功能的系统　在护理系统中,护士和患者是构成系统的基本要素,而护士又在基本要素中起支配、调控作用。患者的康复依赖于护士在全面收集资料,正确分析基础上的科学决策和及时评价与反馈,为患者提供连续的、整体的护理。

第二节　需要层次理论

需要是维持人类生存与发展的基本条件,需要与人的活动密切相关,是个人心理活动与行为活动的基本动力,每个人的活动都是直接或间接、自觉或不自觉地为了满足某种需要。护理的过程应是满足人的健康需要的过程。

一、概述

（一）需要的概念

需要(need)是主体对自身生存和发展的一切条件的依赖、指向和需求。需要是个体活动的基本动力,是个体行为动力的重要源泉,人的各种活动或行为都是在需要的推动下进行的。人是生物实体,又是社会成员,为了自身与社会的生存与发展,必然产生一定基本的需求,如食物、睡眠、情爱、交往等,这些需求是人类所共有的,若缺乏可导致机体失去平衡而产生疾病。为了维持生命和保持健康,所有人都必须满足其基本需要。

（二）需要的特征

1. 需要的对象性　人的任何需要都是指向一定对象的。这种对象既可以是物质性的,也可以是精神性的,如空气、食物、自尊、追求等。无论是对物质的需要还是精神的需要,都必须有一定的外部物质条件才能获得满足。正是这种或那种需要,推动着个体在各个方面进行积极的活动。

2. 需要的发展性　需要是个体生存发展的必要条件。个体在发展的不同阶段,有不同的优势需要。例如,婴儿期的优势需要是生理需要,而老年期的优势需要是受尊重。

3. 需要的无限性　需要并不会因暂时的满足而终止。当一些需要满足后,又会产生新的需要,而新的需要又推动人们去从事新的满足需要的活动。正是在不断产生与满足需要的活动过程中,个体获得了自身的成长与发展,并推动了社会的发展。

4. 需要的独特性　每个人的需要不完全相同,这就形成了需要的独特性。它是个体的遗传因素、环境因素所决定的。护士应细心观察患者独特的需要,及时合理地给予满足。

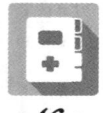

5. 需要的历史制约性 人有各种各样的需要,但需要的产生与满足要受到人所处的环境条件与社会发展水平的制约。因此,个体应根据主、客观条件,有意识地调节自己的需要,合理地提出和满足自己的需要。

二、需要层次理论的内容

自 20 世纪 50 年代以来,许多心理学家、哲学家和护理学家从不同角度对需要进行了研究,提出了不同的需要理论。其中尤以美国著名心理学家马斯洛所提出的需要层次理论最为著名,并在许多领域得到广泛应用。

知识链接

马斯洛简介

亚伯拉罕·哈洛德·马斯洛(Abraham Harold Maslow,1908—1970)出生于纽约市布鲁克林区一个犹太家庭,美国著名哲学家、社会心理学家、人格理论家和比较心理学家,人本主义心理学的主要发起者和理论家,心理学第三势力的领导人。1926 年入康奈尔大学,三年后转至威斯康星大学攻读心理学,在著名心理学家哈洛的指导下,1934 年获得博士学位。之后,留校任教。1935 年在哥伦比亚大学任桑代克学习心理研究工作助理。1937 年任纽约布鲁克林学院副教授。1951 年被聘为布兰戴斯大学心理学教授兼系主任。1967 年任美国人格与社会心理学会主席和美国心理学会主席。1969 年离开布兰戴斯大学,成为加利福尼亚劳格林慈善基金会常驻评议员。1970 年 6 月 8 日因心力衰竭逝世。

(一) 人类基本需要层次

1. 生理的需要 人类生存的最基本需要,包括空气、水、食物、睡眠、排泄、休息等。生理需要是优先产生并有限度的。当生理需要满足时,它就不再成为个体行为的动力,个体会产生更高层次的需要。反之,一个人被生理需要控制时,其他需要会被推到次要地位。生理需要又称最低层次的需要。

2. 安全的需要 安全感、避免危险、生活稳定、有保障。安全需要普遍存在于各个年龄,尤以婴儿期更易察觉。

3. 爱和归属的需要 个体对家庭、友伴的需要,对得到组织、团体认同的需要,希望得到他人的爱和给予他人爱的需要。表明人渴望亲密的感情,若这一需要得不到满足,人便会感觉孤独、空虚。

4. 尊重的需要 个体对自己的尊严和价值的追求。尊重的需要可分为自尊、他尊和权力欲三类,包括自我尊重、自我评价及尊重别人。尊重的需要很少能够得到完全的满足,但基本上的满足就可产生推动力。尊重需要得不到满足,人便会产生自卑、软弱、无能等感觉。

5. 自我实现的需要 一个人要充分发挥自己的才能与潜力的要求,使个人的能力发挥达到极限,力求实现自己的理想和抱负的需要(图 4-2)。

需要层次常指以上的五个需要层次。马斯洛后来在第四、第五层次之间补充了另外两个层次的需要,即认知需要与审美需要。认知需要指个体寻求知识,认识、理解未知事物的需要;审美需要指个体对美的物质、现象的追求,对行为完美的需要。

(二) 需要层次之间的关系

马斯洛认为人类需要的一般规律包括如下几点。

(1) 需要的满足有层次性,低层次的需要优先满足,一般情况下,生理需要是最重要的,只有它得到满足之后,人才得以生存,然后才考虑其他的需要。

(2) 各种需要满足的时间不同,有些需要需立即和持续予以满足(如空气),而有些需要(如食物、睡眠)可以暂缓,但它们最终是需要得到满足的。

(3) 人的行为是由优势需要决定的,同一时期内,个体可以存在多种需要,但只有一种需要即优势需要占主导地位,此一时间段的个体的行为都是为了满足该优势需要。随着优势需要的变化,人的行为

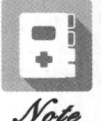

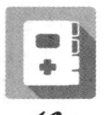

图 4-2　基本需要层次理论

也发生改变。

（4）各层次的需要相互依赖、彼此重叠,较高层次的需要并不是在较低层次的需要满足后才出现的,而是随着前一层次的需要的不断满足,后一层次的需要就会逐渐出现,而较低层次的需要满足后并未消失,而是对个体的影响力降低,表现为需要之间的重叠。

（5）各层次需要间的层次顺序并非固定不变,不同的人,在不同的条件下层次顺序会有所不同,最明显、最强烈的需要应首先得到满足。不同层次需要的发展与个体年龄增长相适应,也与社会的经济与文化教育程度有关。高级需要的满足比低级需要满足的愿望更强烈,同时,高级需要的满足比低级需要的满足要求有更多的前提条件和外部条件。

（6）随着需要层次的向上移动,各种需要的意义是因人而异的,它是受个人愿望、社会文化影响,受个人心身发展所决定的。有时也受环境或情景的影响,例如,SARS 流行期间乘飞机旅行时,安全的需要占突出地位。

（7）人的需要满足程度与健康成正比。在其他因素不变的情况下,任何需要的真正满足都有助于健康发展。

三、需要层次理论与护理

在护理实践中应用人类基本需要层次理论指导护理工作,有助于护士识别服务对象未满足的需要,找出护理问题;根据基本需要层次论的一般规律,充分理解整体护理的意义,满足服务对象不同层次的需要;同时,按照需要层次排列护理问题,根据轻、重、缓、急安排护理措施。

（一）基本需要对护理的意义

1. 识别患者未满足的需要　护士可按照基本需要理论的不同层次,从整体的角度,系统地收集资料,评估患者各个层次未能满足的需要,发现护理问题。

2. 领悟和理解患者的行为和情感　需要理论可以帮助护士领悟和理解患者的异常行为。例如,化疗导致脱发的患者即使在夏天也要戴上假发或饰巾,是因为自尊的需要。

3. 判断患者的优势需要　按照基本需要的层次,有助于护士识别护理问题的轻重缓急,判定患者的优势需要,以此为依据制订护理计划。

4. 预测患者即将出现的需要　针对患者可能出现的问题,积极采取预防措施。例如,患者刚入院时应主动及时向其介绍医院的制度、环境、负责治疗的医护人员等,以满足患者住院时安全的需要。

（二）患者未能满足的需要

1. 生理的需要　疾病常导致患者生理的需要无法得到满足,护士应全面评估患者尚未满足的生理的需要:①氧气:因呼吸道阻塞导致的缺氧、呼吸困难等。②水:脱水、水肿、电解质紊乱、酸碱失衡等。③营养:肥胖、消瘦、各种营养素缺乏,不同疾病(如糖尿病、肾脏疾病)的特殊饮食需要。④体温:过高、过低或失调。⑤排泄:便秘、腹泻、大小便失禁、胃肠手术后的调整。⑥休息和睡眠:疲劳、各种睡眠型态紊乱。⑦避免疼痛:各种急、慢性疼痛。

2. 安全的需要 患病时的安全感会降低,包括担心自己的健康没有保障;寂寞和无助感;怕被人遗忘和得不到良好的治疗和护理;易对各种检查和治疗产生恐惧和疑虑;对医护人员的技术不信任;担心经济负担等。因而安全的需要可包括如下两点:①避免身体受伤害,应注意防止发生意外;②避免造成患者心理上的威胁。

3. 爱和归属的需要 患病时,无助感强,此需要往往显得更强烈,患者希望得到亲人朋友和周围人的亲切关怀、理解和支持。

4. 尊重的需要 患病会影响自尊需要的满足。①缺乏自信,患者会觉得因生病失去自身价值或成为他人的负担,出现依赖、缺乏信心、无法胜任等行为;②隐私的暴露,进行体检时暴露躯体,或因病不得不接受一些侵犯隐私的处置措施。

5. 自我实现的需要 个体最高层次的需要,自我实现需要的产生和满足程度因人而异。①患病常能影响各种能力的发挥,尤其是有重要能力丧失时,如偏瘫、失明等;②疾病导致才智的运用和发展受阻,因疾病暂时或长期失去某些能力,不得不离开自己的学习、工作岗位,使其人才目标不能实现。

(三)帮助患者满足需要

根据需要的作用,护士在护理患者时,一方面应满足患者的基本需要;另一方面,更应激发患者依靠自己的力量恢复健康。只有当患者意识到自己有力量摆脱病痛,获得康复时,方会积极参与护理活动,与医护人员良好合作。在这种需要的满足过程中,个体的自护能力便得到了发展。护士在通过评估明确患者存在的未能满足的需要后,应根据患者的具体情况制订相应的护理计划,选择合适的护理措施,帮助患者满足基本需要,解决健康问题。满足患者需要的方式有如下几种。

1. 直接帮助 对完全没有能力满足自己需要的患者,如意识不清的患者,护士提供直接的帮助,全面帮助其满足生理和心理的需要。

2. 间接帮助 对于部分能自行满足基本需要的患者,护士应鼓励患者自己完成力所能及的活动,帮助他们发挥最大潜能以满足需要,最终达到独立状态。例如,骨折患者,应鼓励患者进行肢体功能锻炼,以逐步恢复满足基本需要的能力。

3. 支持教育 对于有能力满足自己基本需要的患者,通过健康教育、咨询、指导等方法和消除可能影响基本需要满足的障碍因素,预防潜在健康问题的发生。

第三节 压力与适应理论

人生活在纷繁复杂、竞争激烈的现代社会,都会历经各种各样的压力,不同的个体会采用不同的适应方式。学习压力与适应理论可以使护士进一步认识压力并积极应对生活、学习和工作中的压力,能够全面评估自身及服务对象的压力,采取恰当的减压措施,促进身心健康。

一、概述

(一)压力的概念

压力(stress)又称应激,是一个复杂的概念,不同的学科对压力研究的侧重点不同,对压力有不同的解释及看法。"压力学之父"汉斯·塞利(Hans Selye)从生理学角度认为,压力是环境中的刺激所引起的人体的一种非特异性反应。心理学家 Lazarus 则认为,压力是人与环境交互作用出现的一种结果。目前普遍认为,压力是个体对作用于自身的内外环境刺激做出认知评价后,引起的一系列生理及心理紧张性反应状态的过程。

压力源(stressor)指任何能使人体产生压力反应的内外环境的刺激。常见的压力源有以下几类。

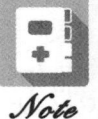

1. 生理性压力源 如饥饿、疲劳、疼痛、疾病等。

2. 心理性压力源 如焦虑、恐惧、生气、挫折、不祥的预感等。

3. 生物性压力源 如细菌、病毒、寄生虫等。

4. 物理性压力源 如高温、强光线、噪声等。

5. 化学性压力源 如空气、水污染,药物毒副作用等。

6. 社会文化性压力源 包括孤独、人际关系紧张、学习成绩不理想、工作表现欠佳等,例如,人从一个熟悉的文化环境到另一个陌生的文化环境而出现的紧张、焦虑等不适应的反应。

（二）适应的概念

适应（adaptation）是指生物体以各种方式调整自己以适应环境的一种生存能力及过程。适应是应对的最终目的。个体在遇到任何压力源时,都会试图去适应它,若适应成功,身心平衡得以维持和恢复;若适应失败,就会导致患病。

二、压力与适应理论的内容

（一）压力与适应理论

加拿大生理心理学家汉斯·塞利于 20 世纪四五十年代对压力进行了广泛的研究,并著成了其理论代表作《压力》,阐明了其理论的核心内容。汉斯·塞利认为,压力是机体应对环境刺激而产生的一种紧张性、非特异性反应。此种反应涉及身体的各个系统,主要是神经及内分泌系统,这种反应称为全身适应综合征（general adaptation syndrome,GAS）,它是按照一定的阶段性过程进行的,而适应的程度则与人的应对能力及压力源的强度及持续时间有关（图 4-3）。机体储存的适应能量是有一定限度的,如果能量被耗竭,机体缺乏适应压力的能力,最终的结果则是导致死亡。

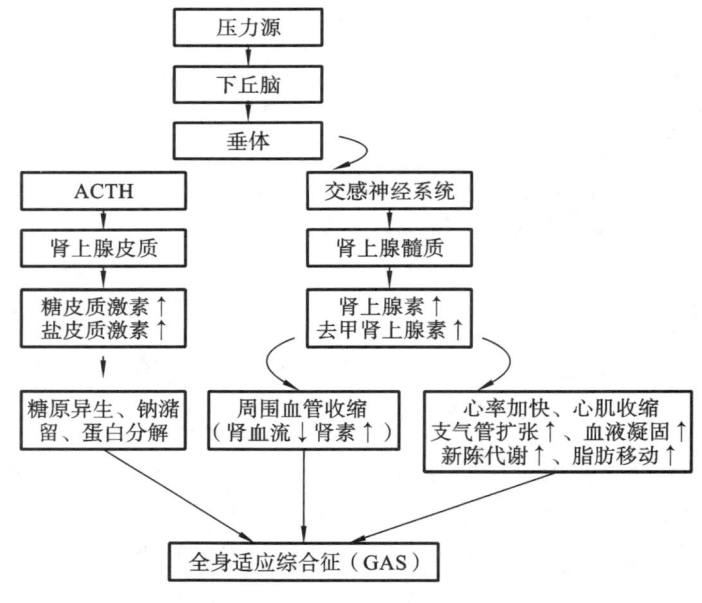

图 4-3 压力反应的神经内分泌途径

汉斯·塞利主要从生理角度描述了人体对压力的反应,他认为压力的生理反应包括全身适应综合征（GAS）和局部适应综合征（LAS）。GAS 是机体面临长期不断的压力而产生的一些共同的症状和体征,如全身不适、体重下降、疲乏、倦怠、疼痛、失眠、肠胃功能紊乱等。这些症状是通过神经内分泌途径产生的。LAS 是机体应对局部压力源而产生的局部反应,如身体局部炎症而出现的红、肿、热、痛与功能障碍。

汉斯·塞利认为 GAS 和 LAS 的反应过程分为三个阶段,分别为警告期、抵抗期和衰竭期。

1. 警告期 机体在压力源的刺激下,出现一系列以交感神经兴奋为主的改变,主要表现为血糖、血

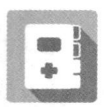

压升高、心跳加快、肌肉紧张度增加。这种复杂的生理反应的目的就是动用机体足够的能量以克服压力。

2. 抵抗期 若压力源持续存在,所有警告期反应的特征已消失,但机体的抵抗力处于高于正常水平的状态,使机体与压力源形成对峙,对峙的结果有两种:一是机体成功抵御了压力,内环境重建稳定;二是压力持续存在,进入衰竭期。

3. 衰竭期 由于压力源过强、过长时间侵袭机体,使机体的适应性资源被耗尽,故个体已没有能量来抵御压力源,这样不良的生理反应可能会不断出现,最终导致个体抵抗力下降、衰竭、死亡。

压力是维持正常生理和心理的功能的必要条件,适当的压力有助于提高机体的适应能力;长期压力作用对健康产生消极作用,如削弱心理健康、影响社会功能、引起身心疾病等。汉斯·塞利认为,"适应"在疾病中起着相当重要的作用,适应不良就能引起疾病。适应不良包含两种情形,防卫不足与防卫过度。防卫不足可引起严重感染或溃疡等,而防卫过度可致过敏、关节炎、哮喘等。

知识链接

社会再适应评分量表简介

美国精神病学家托马斯教授将人类的生活事件归纳为 43 种,用生活变化单位(life change unit,LCU)来表示每一生活事件对人影响的严重程度,编制了社会再适应评分量表,用于收集个体在近一年内经历的生活事件数目,用量化的方式评估其生活变化的程度,以推断个体罹患率。若一年内的 LCU 不足 150 分,则次年基本健康;若 LCU 为 150~300 分,提示次年有 50% 的概率患病;若 LCU 超过 300 分,提示次年患病的概率为 70%。

(二)压力的防卫

人们有自然防卫能力,还可通过学习建立一些新的应对技能,来主动处理压力情况。下列防卫模式有助于人们避免严重压力反应。

1. 对抗压力源的第一线防卫——身心防卫 身心防卫包括生理防卫和心理防卫两个部分。

(1)生理防卫包括遗传素质、一般身体状况、营养状态、免疫功能等。如:完整的皮肤可以防止体内水分、电解质和其他物质的丢失;健全的免疫系统可以抵御病毒和细菌的侵袭。

(2)心理防卫指心理上对压力做出适当反应的过程。人们常在潜意识的状态下运用一种或多种心理防卫机制,以解除情绪冲突、避免焦虑和解决问题。例如,当个体听说自己身患癌症时,可能予以否认。这些带有自我欺骗倾向的心理防卫,如果运用得当,则有益于心理成长与发展,如果过度运用或运用不当,将导致不良后果。心理上的防卫能力取决于个体过去的经验、教育程度、生活方式、社会支持、经济状况、出现焦虑的倾向及性格特征等。

2. 对抗压力源的第二线防卫——自力救助 当一个人处于压力源较强,而第一线防卫较弱时,会出现一些身心应激反应,如反应严重,就必须进行自力救助,以减少疾病的发生。自力救助的主要内容如下。

(1)正确对待问题:首先进行自我评估弄清问题来源,然后采取相应的办法,设法改变情景,若不可能改变压力源,至少可以改变自己的感受和反应。例如,考试临近、学习压力太大,可以安排一定时间放松。总之,要尽早找出压力源,并及时处理,不要否认问题的存在而任其滋长,这对身心健康是很重要的。

(2)正确对待情感:当人们遭受压力后,可表现出焦虑、沮丧、生气或其他情绪。应对这些情感的方法也是自我评估,尤其要注意发现这些情感是在什么情况下出现的,有哪些伴随的生理反应,如胃痛、心悸、哭泣、失眠等。当明确了所感受的情感及伴随的生理反应后,重要的是承认它,并回想过去经历过的应对方法,如与朋友交谈或适当运用心理防卫机制等来处理好自己的情绪。

(3)利用可能得到的支持:当一个人经受压力时,一个强有力的社会支持网可以帮助其渡过难关。一般而言,社会支持网中的重要成员可以是父母、配偶、子女和好友等,也可向有关的专业机构寻求

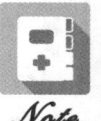

支持。

（4）减少压力的生理诱因：良好的身体状况是人们抵抗压力源的侵犯、减少不良反应的基础。因此，应提高人们的保健意识，如注意改善营养状况、控制和减少吸烟和酗酒等，以加强第一线防卫。此外，传统的气功疗法、松弛锻炼及一些娱乐活动（如听音乐、读书、公园散步等）也是帮助人们解脱压力的实用方法。

3. 对抗压力源的第三线防卫——专业辅助　个人面对强度过大的压力，通过上述方法不能减轻压力造成的影响时，容易罹患身心疾病。因此必须及时寻求医护人员帮助，由医护人员提供有针对性的治疗和护理，如药物治疗、手术治疗、物理疗法、心理治疗等，并给予必要的健康咨询和教育来提高患者的应对能力，以利于身心康复。若个体不能及时获得恰当的专业帮助，则会使病情加重或演变成慢性疾病，如高血压、胃溃疡等。而这些疾病又可以成为新的压力源，加重患者的负担，并进一步影响其身心健康。

（三）压力的适应

人类的适应较其他生物更复杂，所涉及的范围更广，包括生理的、心理的、社会文化的和技术的适应。适应的具体层次如下。

1. 生理适应　通过体内生理功能的调整，适应外界环境的变化对机体需求的增加。有代偿性的适应，如进行长跑锻炼，开始会感到肌肉酸痛、心跳加快，但坚持一段时间后，这些感觉就会逐渐消失。这是因为体内器官的功能慢慢地增强，适应了跑步对身体所增加的需求。另外，适应有时可表现为感觉灵敏度的降低，这是由于固定刺激或持续反应而引起的。还有感觉的适应，如"入芝兰之室，久而不闻其香"正是此适应的表现。

2. 心理适应　当人们经受心理压力时，通过调整自己的态度、情绪去认识情况和处理问题，以恢复心理上的平衡。一般可运用心理防卫机制或学习新的行为（如松弛术）来应对压力源。

3. 社会文化适应　社会适应是指调节个人的行为，以适应社会的法规、习俗及道德观念的要求；文化适应则指调节自己的行为，使其符合特殊文化环境的要求。"入乡随俗"就是一种社会文化适应。

4. 技术适应　人们在使用文化遗产的基础上创造新的科学工艺和技术，以改变周围环境，控制自然环境中的压力源。如现代网络技术的应用，人们必须学会适应。

三、压力与适应理论在护理中的应用

压力可成为众多疾病的原因或诱因，疾病又可成为机体新的压力源；学习压力与适应理论可以帮助护士识别患者压力，进而缓解和解除患者压力；同时，还可帮助护士认识自身压力并减轻工作中的压力刺激。

（一）住院患者常见压力源

1. 陌生的环境　患者对周围环境不熟悉，对饮食不习惯，对作息制度不适应，对负责的医生、护士不了解等。

2. 疾病的威胁　患者感受到严重疾病的威胁，如想到可能得了难治或不治之症，或即将手术、可能致残等。

3. 与外界的隔离　患者与家庭分离或与他人隔离，不能与亲友谈心，与病友无共同语言，感到自己不受医护人员的重视等。

4. 信息的缺乏　患者对自己所患疾病的诊断、治疗及护理不清楚，对医护人员说的一些医学词汇听不懂，自己提出的问题得不到答复等。

5. 自尊的丧失　患者因疾病而丧失自理能力，进食、如厕、洗浴、穿衣等都需别人协助，且须卧床休息，不能按自己意志行事等。

6. 医护人员的影响　如：护士缺乏观察能力和熟练技术，对病情变化未能及时发现和及时处理；护理工作中对环境的安排不够妥当，如不够安静、光线过强、温度不适宜等，护理过程中忽视了言行一致的重要性，以致影响建立相互信任的护患关系，造成护患关系紧张。

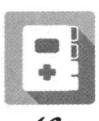

（二）协助患者适应压力的护理方法

1. 心理疏导及自我心理保健训练 鼓励患者通过各种方式宣泄内心的感受及痛苦，如用语言、书信、活动等形式宣泄心理压力；与他人讨论有关感受以释放其心理压力；对患者进行自我心理保健的训练，如用语言暗示法、活动转移法等来减少自己的消极情绪。

2. 调动患者的各种社会支持系统 护士应帮助患者应用可能得到的社会支持系统，以取得如下效果：①提供信息及指导，帮助患者解决问题；②提供心理支持，使患者感到温暖，以保持患者的自尊心和价值感；③提供物质支持，以有形的形式帮助患者；④提供反馈，使患者更加明确所面临的处境。

3. 指导患者进行放松训练 对已经感受到较大压力的患者进行放松训练，如深呼吸训练、固定视物深呼吸训练、听音乐或听患者自己喜欢的自然声音、渐进性肌肉放松训练、引导想象放松训练、言语暗示放松训练等。

第四节　成长与发展理论

由于护理服务贯穿于人出生到死亡的各个生命阶段，因此，护士必须对人的生命全过程的生长与发展特点有所了解，才能主动地观察和判断服务对象的健康状况。成长与发展理论主要研究人生命整个过程中个体身心变化与年龄之间的关系，学习该理论可以帮助护士掌握不同年龄阶段患者的心理特点、行为特征及基本需要，从而为患者提供全方位的护理服务。

一、成长与发展理论相关概念与特征

（一）概念

1. 成长（growth） 又称生长，指由于细胞增殖而产生的生理方面的改变，表现为各器官、系统体积和形态的改变，是量的变化，可用量化的指标来测量，如身高、体重等。

2. 发展（development） 又称发育，指生命中有顺序的可预测的功能改变，是个体随着年龄的增长以及与环境间互动而产生的身心变化过程，主要表现为细胞、组织、器官功能的成熟和机体能力的成熟。

3. 成熟（maturation） 个体生理上的成长与心理、智能发展充分发挥的过程，是成长与发展的结果。狭义的成熟是指生理上的生长发育，广义的成熟还包括心理社会的发展。

（二）特征

1. 生长与发展是一个持续的过程 成长与发展处于不断进行的过程中，持续于人的整个生命周期，具有顺序性、规律性，遵循由低级到高级、简单到复杂的发展规律。

2. 成长与发展的过程具有阶段性 每个发展阶段都具有各自的特性和发展任务，每个个体只有在完成或基本完成一个阶段的发展任务后，才能进入到下一阶段。

3. 成长和发展有个体的差异性 每个个体的发展阶段都是按照自己独特的方式和速度进行的，与遗传和环境的影响密切相关。

4. 成长和发展需要时间和经验的积累 发展是个体通过不断地学习、积累经验而逐步成熟才获得的，不可能一蹴而就。

二、成长与发展理论的内容

（一）成长与发展理论的基本内容

成长与发展是一个整体的概念，对个体成长与发展的了解和评估主要考虑如下几方面内容。

1. 生理方面 主要包括身体的成长、发育和功能的成熟、发展，如器官体积的增大和功能的完善。

2. 认知方面 主要指与大脑的成长、发育和功能的发展，包括感觉、知觉、注意、记忆、思维、语

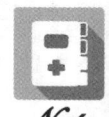

言等。

3. 精神方面　人体在成长发展过程中产生的生命意义及对生存价值的认识。

4. 情感方面　人体在对客观事物认识过程中判断是否能满足需要而产生的喜、怒、哀、乐、悲、恐、惊等多种体验和发展。

5. 道德方面　主要指个体的道德认识、道德情感、道德意志、道德行为等方面的发展。

6. 社会方面　个体在与外界其他个体的交往过程中有关的社会态度和社会角色的形成、社会规范的确立等。

（二）成长与发展的规律

人的成长和发展过程非常复杂,受诸多因素的影响,但仍然遵循一定的规律。

1. 预测性和顺序性　成长发展具有一定的规律,以一定的顺序、可预测的方式进行,这种顺序不可逾越和不可逆转。一般遵循由下而上、由远至近、由粗到细、由低级到高级、由简单到复杂的顺序或规律。例如,头在胎儿期和婴儿期发育最快,以后生长不多,所以婴幼儿头大、身体小、四肢短,以后四肢的增长速度快于躯干,逐渐变得头小、躯干粗、四肢长。

2. 连续性和阶段性　成长与发展在人体的整个生命阶段不断进行,是一个连续的过程,但发育是分阶段的。每个个体都要经过相同的发展阶段,每个发展阶段都各具有一定的特点,与一定的年龄相对应,占优势的特征是该阶段的本质特征,也包含前一阶段的特征,并为后一阶段打下基础。发展的阶段不能跨越也不能逆转。例如,只有生殖器官发育到一定的阶段才能进入青春期,青春期是个体由儿童向成年人过渡的时期,不可跨越也不能逆转。

3. 不平衡性　在人的体格生长方面,各器官系统的发育快慢不同、各有先后,具有非直线非等速的特征。例如,神经系统发育最早,生殖系统先慢后快,至青春期才迅速发育。

4. 人体差异性　成长发育受多种因素影响。由于每个人体的遗传、环境不同,在生理、心理、社会各方面的成长和发展都会具有个性特征。

5. 关键期　人体在成长发展过程中,一些行为的获得、发展最快的某个特定时期。在这个时期受到不良因素影响则很容易造成缺陷。如果错过了关键期,将会对以后的成长发展带来难以弥补的影响。

（三）影响成长与发展的因素

遗传和环境是影响成长发展的两个最基本因素。遗传决定成长发育的潜力,这种潜力又受到环境因素的作用和调节,两个方面共同作用决定了人体成长发展的水平。

1. 遗传因素　基因是人类成长与发展的重要因素之一。基因决定了人体发展过程中身体的可能范围,控制着身体的生物特性。人体的成长发展受到父母双方遗传因素的影响,表现为身高、体形、肤色及面部特征等生物学特征,同时也表现为性格、气质和智力等心理社会特征。

2. 环境因素　环境是影响人类成长发展的另一重要因素,决定发展的速度及最终达到的程度,主要包括如下几点。

（1）孕母状况:胎儿在子宫内发育受孕母年龄、营养、健康状态、情绪和生活环境各种因素的影响。

（2）营养:充足合理的营养是生长发育的物质基础,是人体健康成长发展的重要保证。长期营养不良或营养过剩都会影响人体的成长发展。

（3）家庭:家庭环境对人体的成长发展起着重要的作用,如家庭的居住环境、卫生习惯、教养方式、家庭气氛、父母的角色榜样、受教育的机会、有效的健康保健措施及家庭成员的生活方式等,都会对人体的成长发展产生深远的影响。

（4）学校:学校是个体接受教育的场所,学校通过有计划地、系统地传授知识,提供个体将来立足社会所必需的知识、技能与社会规范。因此,个体进入学龄期后,学校就是成长与社会化的重要场所。

（5）社会:不同的社会文化环境对人在各个发展阶段所需要完成的任务有所不同,因此,不同文化背景下的教育方式、生活习俗、宗教信仰及社会事件等,都对人的成长发展有不同的影响。

3. 个体因素　个体因素在人的成长发展过程中具有主观能动性的作用,但受到遗传和环境因素的制约。

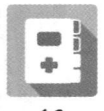

（1）健康状况：个体的健康状况不仅影响个体的体格发育，而且会不同程度地影响个体的心智发育，尤其在发展的关键期，疾病、药物等均可影响儿童的成长发展。

（2）自我因素：人的自我意识的形成一般在 2 岁左右，而其独立的行为也在这时开始出现，使个体有能力去选择自己的生活方式，从而不同程度地影响个体的成长发展。

（3）其他因素：如个体内环境、动机及学习过程等也会影响个体的成长发展。

（四）不同成长发展阶段的特点

1. 胎儿期 从卵细胞和精子结合到新生儿出生的时期，约 40 周。此期生长发育迅速，胎儿营养完全依赖母体，孕母的健康、营养、情绪、疾病等对胎儿的生长发育有着直接影响。

2. 新生儿期 从胎儿娩出，到 28 天的时期。此期小儿脱离母体开始独立生活，身体内外环境发生巨大变化，而机体的生理调节和适应能力还不够成熟，易出现体温调节方面的异常，也容易发生溶血、感染、硬肿等各种疾病，不仅发病率高且死亡率也高。

3. 婴儿期 自出生 29 天到 1 周岁为婴儿期。此期是小儿生长发育最迅速的时期，所以需要摄入高热量和营养丰富的食物，尤其是蛋白质的摄入，若得不到满足，容易引起营养缺乏。但此期小儿的消化吸收功能尚不完善，容易发生消化不良与营养紊乱。

4. 幼儿期 1 周岁到满 3 周岁为幼儿期。此期小儿智能发育增快，语言、思维和待人接物能力增强，能用语言表达自己的感情，心理上的需求逐渐超过生理上需求，自主性增强，常用"不"表示反抗，以"哭"引起人们的注意，称为"第一反抗期"。此期小儿识别危险的能力不足，应该注意防范创伤和中毒等意外。

5. 学龄前期 3 周岁至 7 周岁为学龄前期。此期小儿体格发育速度减慢，而智能发育逐渐完善，求知欲和模仿欲强，容易受环境的影响，具有高度的可逆性，因此，应从小培养良好的道德品质和行为习惯。

6. 学龄期 7 周岁至青春期为学龄期。此期小儿体格发育稳步增长，除生殖系统外，其他器官都已经发育成熟，依赖性减小，独立生活能力增强。智能发育也较之前成熟，分析、理解、综合、控制能力增强，是接受科学文化知识的最好时期。

7. 青春期 女孩为 11—18 岁，男孩为 12—20 岁。此期个人差异较大，最主要的特点是生长与发育明显加快，体重、身高增长的幅度加大，第二性征出现。一方面，此期的神经内分泌调节不够稳定，容易引起心理、行为、精神方面的变化，情绪不稳定；另一方面由于接触社会增多，会遇到不少新问题，受外界环境影响较大；自我意识增强，有自己的主见，逐渐独立，不愿接受父母的意见，此期又称为"第二反抗期"。此期常由于主观和客观的冲突而发生心理问题。

8. 成年期 20—65 岁。成年期代表人的完全成熟，即身心发展完成。处于此期的人们在社会立足，建立家庭，事业有成，所承受的矛盾和压力较大。

9. 老年期 按照 WHO 的定义，65 岁以上者为老年人。此期的人们在身体、心理与社会适应等方面都面临许多改变与问题，如身体器官退化、功能的丧失、退休和亲人的离去等。

三、成长与发展理论在护理中的应用

（一）弗洛伊德性心理发展学说

弗洛伊德是奥地利神经科医生，他通过精神分析法观察人的行为，创建了心理发展学说。他认为人是倾向于自卫、享乐和求生存的，其原动力（本能冲动）始自性的力量，是心理发展的基础。人格发展经历一个可重叠的阶段，前三个阶段是人格发展的关键时期，每个阶段的"原欲"会出现在身体的不同部位，如果条件环境不允许人的欲望得到满足，则会出现固结，即人的本能被压抑后，以潜意识的方式来表示，人格发展出现停滞，会产生压抑后的变态心理。

1. 口欲期（0—1 岁） 口部为快乐中心，这一时期婴儿专注与口有关的活动，快感来源为吸吮、吞咽、咀嚼等。如果口部的欲望得到满足，则有利于情绪及人格的正常发展。此期注意满足婴幼儿口部的欲望，提供恰当的喂养和爱抚，以带给婴幼儿快乐、舒适和安全感。

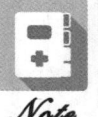

2. 肛欲期（1—3 岁） 肛门、直肠为快乐中心，这一时期婴儿要接受排泄大小便方面的训练。快感表现为排便和对排便的控制。训练大小便的控制及排泄方法要得当，使小儿养成清洁、有序、控制排便的良好习惯。

3. 性蕾期（3—6 岁） 生殖器为快乐中心，小儿对男女生殖器的不同感到好奇，对自己的性器官感兴趣，这一时期的小儿能分辨两性了，依恋异性父（母），出现恋父（母）情结。此期应引导小儿与同性别的父（母）建立性别认同感，有利于形成正确的性别行为和道德观念，反之就会造成性别认同困难或由此产生的道德问题。

4. 潜伏期（6—12 岁） 兴趣转移到外界环境，这一时期儿童性欲倾向受到压抑，快感来源主要是对外部世界的兴趣。在此阶段，性心理比较平静。此期鼓励儿童从外界环境获得愉快感，认真学习、追求知识和积极锻炼身体，获得人际交往经验，促进自我发展。

5. 生殖期（12—18 岁） 生殖器重新成为快乐中心，兴趣逐渐转向异性，幼年的性冲动复活，由于躯体、内分泌系统的迅猛发展，第二性征也日益明显。此时青少年的性心理也有迅猛的发展，青少年感到异性的吸引，产生朦胧与不甚明确的情意。这就是异性恋的开始，但他们还缺乏社会经验与理智发展不足。他们的性器官发育逐渐成熟，但其整体心理水平还较幼稚，意志亦较薄弱，易受外界不良诱惑而导致性犯错，因此，被视为"青春期危机"。此期应培养青少年的独立性和自立、自强、自我决策的能力，正确引导其与异性交往，建立良好的两性关系和正确的道德观。

（二）艾瑞克森的心理社会发展理论

艾瑞克森是美国哈佛大学的一位心理及人类发展教授。他根据自己的人生经历及多年从事心理治疗的经验，修正了弗洛伊德过分强调性的力量的观点，提出文化社会环境在人格发展中的重要作用，形成了心理社会发展学说。他将人格发展分为八个阶段，每一阶段都有一个心理社会危机需要解决。若能成功地解决每一个危机，人格就得以顺利发展，如果危机不能解决就会继续存在，相继累加就会导致人格缺陷或行为异常。

1. 婴儿期（0—18 个月） 危机是信任与不信任，任务是建立信任感，主要影响人员为母亲。要及时满足婴儿的各种需要；经常抱起并抚慰；减少不适及疼痛；减轻父母的焦虑，避免产生身体移情作用。

2. 幼儿期（18 个月—3 岁） 危机是自主与羞愧或疑虑，任务是促进自我控制感、自信和自主性，主要影响人员为父母。要鼓励小儿进行力所能及的活动；提供小儿自己做决定的机会并表示赞赏；对限制约束或痛苦治疗，应解释清楚并予以安慰。

3. 学龄前期（3—6 岁） 危机是主动与内疚，任务是主动感，体验目标的实现，主要影响人员为家庭成员。要鼓励儿童通过游戏来探索世界，学习社会规则，为自己设定目标并努力去实现；鼓励引导好奇和探索性活动，增强小儿的主动感；满足小儿的合理要求，倾听其感受、及时回答提问。

4. 学龄期（6—12 岁） 危机是勤奋与自卑，任务是获得勤奋感，主要影响人员为父母、老师和同学。此期要集中精力学习知识和技能，学习合作、竞争和遵守规则，是养成有规则的社会行为的最佳时期；鼓励和赏识有助于强化儿童勤奋的品格，形成勤奋进取的性格，勇于面对困难和挑战；协助儿童适应医院环境，参与治疗护理活动。

5. 青春期（12—18 岁） 危机为自我认同与角色混乱，任务是建立自我认同感，主要影响人员为同龄伙伴、崇拜的偶像。此期要关心青少年内心感受，与其讨论关心的问题；对正确的决定和行为给予赞赏和支持；帮助其维持良好的自我形象，尊重隐私，安排与同龄患者交流和娱乐。

6. 青年期（18—35 岁） 危机为亲密与孤独，任务是发展与他人的亲密关系，主要影响人员为同龄异性朋友。要让其学会承担责任、义务，建立友谊、爱情和婚姻关系；建立相互信任、理解的人际关系；帮助保持与他人的亲密关系，帮助实现人生目标；避免因住院造成孤独感。

7. 中年期（35—65 岁） 危机是创造与停滞，任务是养育下一代，主要影响人员为同事和配偶。护士要给予更多的感情支持，帮助其调整和尽快适应患者角色。

8. 老年期（>65 岁） 危机是完善与失望，任务是建立完善感，主要影响人员为老伴、子女，耐心倾听老年人对往事的叙说，帮助老年患者发掘潜能，鼓励其参加所喜爱的活动，与他人多交往，进行心理疏

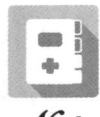

导,避免意外。

（三）皮亚杰的认知发展学说

皮亚杰是瑞士心理学家,他通过对儿童行为的观察,提出认知发展学说,他认为人体认知的发展就是个体与环境相互作用、相互适应的过程。皮亚杰将认知发展过程分为四个阶段。

1. 感觉运动期(0—2 岁) 婴幼儿通过感觉和运动来认知周围的世界,如吸吮、抓握、观看等,以正确或错误的方式尝试解决问题,对空间有初步的概念,开始协调感觉、知觉及动作间的活动。此期护士应提供感觉和运动刺激,促进婴幼儿智力发展,如通过玩触增加触觉刺激,用轻柔悦耳的语言增加听觉刺激等。注意不要让婴幼儿触及危险的物品如药品、过小的玩具以免误入口中;输液时注意固定好,以免婴幼儿因抓握动作造成伤害。

2. 前运思期(2—7 岁) 儿童的思维发展到使用符号的水平,即开始用语言表达自己的需要。思维缺乏逻辑性和系统性。以自我为中心,认知物体人格化,认为动植物和其他物体都与自己一样,具有人的属性和生命;对成人研发制定的规则,采取服从的态度。护士应意识到此期幼儿以自我为中心的思维特点,尽量从幼儿的角度和需求出发进行护理活动。通过游戏、玩具等方式与儿童沟通,通过绘画让其表达自己的感受。制订适当的规则,使幼儿能服从病房的规定及配合治疗与护理。

3. 具体运思期(7—11 岁) 此期的儿童摆脱以自我为中心的思维方式,开始考虑问题的多个方面,想法比较具体。如:在与人相处时,能考虑到他人的需要;具备复杂的时间和空间概念,能理解现在、过去和将来;能按物体的特征进行分类。护士与儿童沟通时,可采取图片、模型及简短的文字说明等方式,避免应用抽象的词语解释有关的治疗和护理过程,并提供适当的机会让儿童进行选择,如输液时可让其选择在哪个部位进行等。

4. 形式运思期(11 岁起) 此期思维能力发展迅速,接近成人水平,从具体思维发展到抽象思维和假设推理。能整理自己的思想,并能按可能性做出判断。富有想象,迷恋科学幻想。护理青少年时,可对治疗和护理过程做出更详尽的解释,列出接纳和不接纳的后果,鼓励其做出合理的选择。尊重青少年的隐私,对其一些天真的想法不要嘲笑或否定。

以上三个人格发展理论从不同的角度划分人格发展阶段,但都强调每个发展阶段有其特殊的发展任务,成功地完成这些发展任务是顺利进入下一阶段的基础。如果某一阶段心理冲突不能很好地解决,则为以后的发展带来困难,最终造成人格发展的缺陷。作为护理工作者一定要遵循个体的发展规律,采取合适的方式,让个体能顺利成长和发展,成为社会有用的人才。

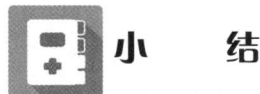 **小 结**

本章介绍了护理学的支持性理论,能够帮助学生更加清楚地了解护理的服务对象——人。人是一个开放的系统,有各个层次的需要,人在应对压力时,机体会出现相应的生理和心理的改变。人在成长和发展的过程中会经历不同的发展阶段,每一阶段都有不同的特点,应结合护理相关理论为服务对象提供系统化的整体护理。学习本章节内容可帮助理解护理学理论。

（宛淑辉）

直通护考
扫码答题

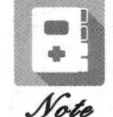

第五章　护理理论

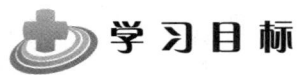

学习目标

掌握：奥瑞姆自理理论、罗伊适应模式、纽曼系统模式的主要内容。

熟悉：奥瑞姆、罗伊对四个概念的基本论述。

了解：了解奥瑞姆自理理论对临床护理的贡献；南丁格尔环境理论在护理实践中的应用。

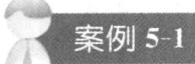

案例 5-1

　　张先生,55岁,农民,3小时前因车祸致"左胫腓骨骨折",遵医嘱行腓骨骨折复位术。术后2天,护士小李为其进行护理时发现患者情绪较差,进一步交谈得知,患者有高血压史,饮食不规律,爱好饮酒和吸烟。入院以来非常焦急,担心疾病预后。睡眠质量差,夜间易醒。

　　1. 张先生的生活方式是否有利于疾病的康复?

　　2. 张先生能否适应当前的状况?

　　3. 护士如何满足他的自理需要?

　　南丁格尔被认为是世界上第一个护理理论家,是现代护学的奠基人,她为护理理论与实践的发展做出了巨大贡献。南丁格尔学说的核心概念是环境,重点强调的是物理环境。环境理论是现代护理理论的形成与发展的基础,对护理的发展有着非常重要的意义。

第一节　南丁格尔的环境理论

一、环境理论概述

南丁格尔在论著中描述了护理的四个基本概念及其相互联系。在这四个概念关系中,环境为重点。

(一) 人

南丁格尔认为群体或个体有应对疾病与修复的能力,个体从疾病到康复是本能的过程体现。

(二) 环境

患者所处的直接环境是南丁格尔重点强调的内容。她认为环境是影响机体生命与发展的所有外在条件,主要指物理环境,如为患者提供新鲜的空气、纯净的水、良好的光线、安静的环境与充足的营养等。

(三) 健康

南丁格尔在当时对健康概念的定义还很狭隘,她认为没有疾病就是健康,人类的健康是受环境影响的,患病是机体对外环境刺激的反应,是趋向好转的修复过程。

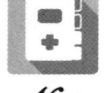

（四）护理

南丁格尔认为通过改善环境使患者处于最佳状态之中，可以促使机体更快的康复。她对环境的认识基于环境的作用。

二、环境理论在护理实践中的应用

南丁格尔的环境理论虽然有历史的局限性，但是其对临床护理、护理研究、护理教育方面仍有巨大的价值，对护理专业的发展起到了良好的推动作用。在当时，护理程序的概念还没有提出，环境本身的论述没有确切地应用于护理程序。将环境理论应用于护理程序中我们分为以下五个步骤。

1. 护理评估 将环境应用于护理评估中，护理人员必须先将服务对象看作在一个特定环境中，然后对服务对象所处的环境进行评估，内容包括物理环境、心理环境与社会环境等影响因素。

2. 护理诊断 根据评估的结果进行分析，识别哪些是由环境因素所导致的健康问题，确定护理诊断。

3. 护理计划 根据护理诊断分析的结果建立护理计划，在本计划中首先考虑对服务对象健康有直接影响的环境因素，如室内的温度和湿度、噪声、光线等物理环境因素。

4. 护理措施 护理措施首先解决对服务对象健康造成直接威胁的环境影响因素。护理服务的重点是为服务对象提供一个有利于恢复健康的舒适环境，或者通过护理干预提高服务对象对环境的适应能力，达到促进康复的目的。

5. 护理评价 对实施的结果进行分析，评价对服务对象所处的环境进行干预后健康状况改变的效果，评价护理措施有无效果。

第二节 奥瑞姆与自理模式

一、自理模式的主要概念

自理模式是由美国著名的护理理论家多罗西·伊丽莎白·奥瑞姆于 1971 年提出的。该理论认为每个个体都有自理需要，并为了满足自身的需要而采取有目的的行动，护理的介入是为了提高自我护理的能力，奥瑞姆自理理论重点论述了三个问题：什么是自理、什么时候需要护理、怎样提供护理。目前在我国，自理模式相关理论已广泛应用于护理教育、护理科研及临床护理中。

二、自理模式的理论结构

奥瑞姆提出的自理模式的理论结构由自理结构、自理缺陷结构及护理系统结构三部分组成。

（一）自理结构

奥瑞姆在自理结构中着重阐述什么是自理，人有哪些关于自理需要的问题。

1. 自理（self-care） 又称自我护理。个体为维持生命、健康与功能完好而采取的自发性调节活动，正常健康的成年人都能进行自理活动，但婴幼儿、残疾人等自理能力受限的人则需要不同程度的帮助。

2. 自理能力（self-care agency） 自理或自我照顾的能力。正常情况下，人具有自我照顾的能力，但是这种能力存在个体差异，也受很多因素的影响，如年龄大小、发展水平、生活经历、健康状况等。自理是人的本能，但通过不断学习可以得到提高和发展。

3. 自理需要（self-care requisites） 在一定时期内，个体自理活动的总称，包括以下几个方面。

（1）一般性的自理需要（universal self-care requisites）：又称日常生活需要，指人类在生命周期中为了生存和繁衍所共同的需要，如摄入空气、水、食物，良好的排泄功能，维持活动与休息的平衡，独处与正常的社交活动，提高人类整体的功能与发展的需要。

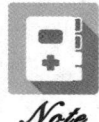

（2）发展性的自理需要（developmental self-care requisites）：指生命在成长发展过程中每个阶段特定的自理需要或在某些特殊情况下的需要，如青春期、更年期的心理调整及适应或是失学、失去亲人或失业等特定情况下个体所产生的需要。

（3）健康不佳时的自理需要（health deviation self-care requisites）：指个体发生疾病、创伤、残疾等情况下的自理需要，或在诊断治疗过程中产生的需要，包括寻求适当的健康服务；有效地遵从医嘱，积极配合诊疗及护理；应对疾病导致的身心反应，接受并适应患病角色；接受事实及重新树立自我形象自我概念的需要。

（二）自理缺陷结构（self-care deficit）

自理缺陷结构是奥瑞姆自理理论模式的核心部分，它重点阐述了个体什么时候需要护理。当各种原因导致的个体的自理能力下降或是个人的自理能力不能适应或满足自理需求时就会出现自理缺陷，如婴儿、老年人、残疾人等，这时需要护理人员提供照护和帮助让其满足自理需要，尽快恢复自理能力（图5-1）。

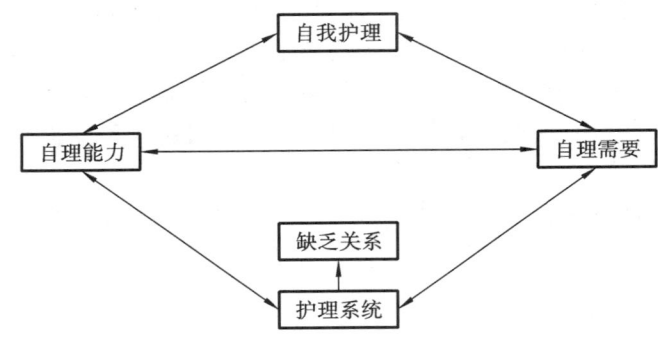

图 5-1 奥瑞姆自理缺陷结构示意图

（三）护理系统结构

奥瑞姆在护理系统中重点阐述了护士如何依据护理服务对象的自理需要和自理能力的不同采取相应的护理系统，分别为完全补偿护理系统、部分补偿护理系统、支持-教育护理系统。

1. 完全补偿护理系统（wholly compensatory system） 在此系统中，护理服务对象没有自理能力，需要护士进行全面照顾与帮助，以满足患者在氧气、水、营养、排泄、个人卫生、活动等各方面的需要。此系统应用于无法满足自理需要的护理服务对象，如高位截瘫、脑卒中患者，在此系统中护士要完成患者的治疗性护理，补偿护理服务对象不能进行的自理。

2. 部分补偿护理系统（partly compensatory system） 在此系统中，患者有能力满足自己一部分的自理需要，但另一部分需要护士提供照顾弥补自理方面的不足。该系统双方均起着主要作用，适用于骨折及术后患者等。

3. 支持-教育护理系统（supportive-educative system） 在此系统中，患者有能力满足自理需要但是必须在护士的支持、指导下完成，如各种术后恢复期的功能锻炼、糖尿病患者的胰岛素注射等。

现将自理模式理论中的三个主要概念及次要概念之间的关系用图表做了综合性的描述（图5-2）。

三、自理模式与护理的四个主要概念

1. 人 奥瑞姆认为整体的人是由生理、心理和社会等方面组成的，人有学习和发展的能力，但这种能力不是先天的，是通过学习行为达到自理的。自理能力的培养不仅调动了人的主观能动性，也是尊重人的尊严和护理对象权利的体现。

2. 健康 奥瑞姆支持WHO的关于健康的定义，即健康是多方面的，良好的生理、心理、人际关系和社会适应是健康不可缺少的组成部分，自理能力对维持健康状态是必要的。健康也是最大限度的自理。

3. 环境 奥瑞姆认为环境是存在于人的周围并影响人自理能力的所有因素。个体生活在社会中，

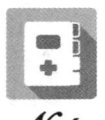

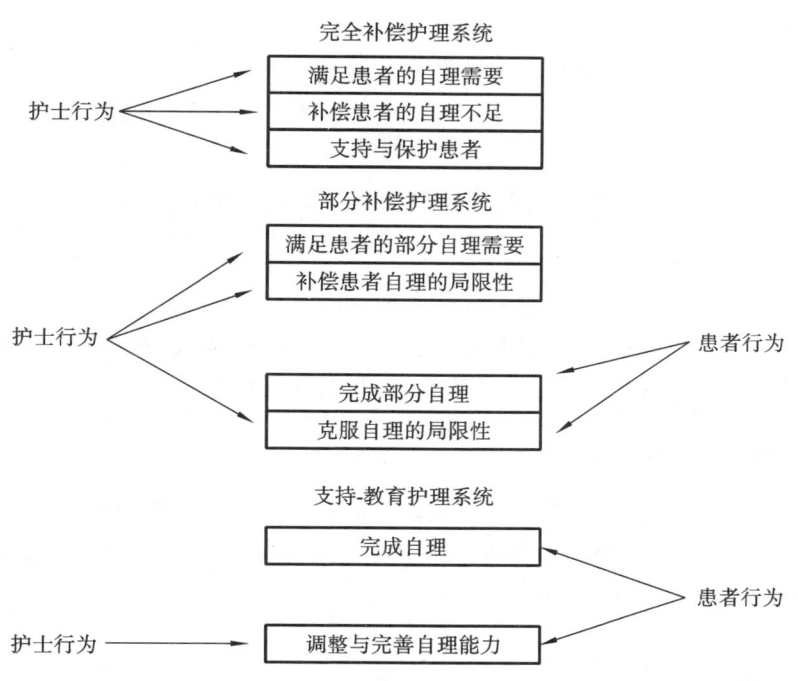

完全补偿护理系统

护士行为 →
- 满足患者的自理需要
- 补偿患者的自理不足
- 支持与保护患者

部分补偿护理系统

护士行为 →
- 满足患者的部分自理需要
- 补偿患者自理的局限性

- 完成部分自理
- 克服自理的局限性
← 患者行为

支持-教育护理系统

- 完成自理
← 患者行为

护士行为 → 调整与完善自理能力

图 5-2 奥瑞姆自理模式护理系统结构示意图

都希望能够进行自我管理,对自己及依赖者的健康负责。对不能满足自理需要的个体,社会则提供帮助,如患者、老年人、残疾人等,应根据其自理能力提供帮助。

4. 护理 护理的目的是预防和克服自理缺陷的发展,并为已经自理缺陷者提供帮助与照护。护理是一种服务,一种助人的方式。护理服务要根据人的年龄、社会文化背景、健康状况等选择不同的方式。护理的重点是重新帮助患者获得自理能力。

四、自理模式与护理实践的关系

奥瑞姆将自理模式与护理程序有效地结合在一起,并广泛地应用于临床护理中,是临床应用最广的护理理论之一。以护理程序为框架进行临床护理工作,应将这个过程分为如下三个步骤。

1. 评估自理能力和自理需要 护士首先收集和评估服务对象的基本状况因素,是否存在自理缺陷,并找出原因及问题的核心,从而决定患者是否需要护理帮助。

2. 设计恰当的护理系统 通过评估时收集的方案了解护理服务对象的自理能力,并根据实际情况选择恰当的护理系统,确定护理目标,制订详细的护理计划并实施。在实施过程中需要护理人员、患者及家属共同参与。若服务对象没有能力进行自我护理,则需要护理人员提供全方面的帮助。同时根据护理服务对象及家属的接受能力进行疾病知识的宣传教育,并做好心理支持。当服务对象有能力完成自理活动,但护理知识缺乏,需要不断地学习才能完成(如高血压患者),护理人员可以指导其合理饮食、适当运动、正确用药及检测血压的变化。

知识链接

奥瑞姆(Orem)1914 年出生于美国马里兰州的巴尔的摩市。1930 年在华盛顿完成初级护理教育,1939 年和 1945 年在美国天主教大学先后取得护理学学士学位和护理教育学硕士学位。曾获得数个荣誉博士学位。奥瑞姆工作经历非常丰富,曾当过私人护士、临床护士、护理教师、护理研究者等多种角色,1957 年受聘于美国卫生教育福利部教育司,主管临床护士的培训工作。1971 年出版了其理论代表著作《护理:实践的概念》,之后多次修订并再版,其提出的理论广泛应用于护理的各个领域。

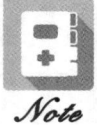

Note

3. 评价护理效果　护理人员要观察护理服务对象的反应,并评价护理效果,根据服务对象的实施情况,及时调整护理系统,帮助护理服务对象恢复和提高护理能力。

第三节　罗伊与适应模式

适应模式是由美国当代护理理论家卡利斯塔·罗伊(Callista Roy)1970年提出的。该模式认为"人是一个整体的适应系统",面对环境中的各种刺激会出现相应的适应或适应不良,护理人员要围绕人的适应性行为来组织护理活动,以达到良好的适应状态,帮助恢复和维持健康。

一、适应模式的主要概念

罗伊认为,人是一个开放的系统,是具有生物、心理、社会属性的有机整体,并始终处于内外环境的刺激中,要不断地调节生理和心理两个层面来适应内、外环境的变化,维持自身的生理功能,从而保持健康。该模式包括输入、控制过程、适应方式、输出和反馈等内容。

（一）输入

输入部分由刺激和个体适应水平构成。

1. 刺激(stimuli)　来自人体内部和外环境的,能够引起护理服务对象某种反应的任何物质、能量或信息。来自内部环境的刺激称为内部刺激,如呼吸、血压、疼痛、激素水平等。外部环境的刺激称为外部刺激,如声音、光线、水源、空气等。罗伊根据输入刺激的重要性归纳为主要刺激、相关刺激、固有刺激三类。

（1）主要刺激(focal stimuli)：指目前面对的,对个体影响最大的,必须立即应对的刺激。其可能是环境的变化,如适应新的工作岗位、搬入新的住所等,还可能是家庭关系的变化,如新增家庭成员、离异、丧亲等;也可以是生理上的变化,如外科手术后的疼痛、疾病等,需要立即做出适应反应。

（2）相关刺激(contextual stimuli)：一些诱因引起的刺激,又称诱因性刺激,或对当时有影响的刺激。环境中除了有一些引起个体反应的主要原因,还有其他一些促成或加重这一反应的间接原因。相关刺激是可以观察和测量的。

（3）固有刺激(residual stimuli)：指原有的、可能构成个体特征的固有因素,这些因素可能引起机体反应并具有一定影响,但不易观察和测量,影响作用不确定或者未得到证实,如个体的经验、态度、个性及嗜好等。

2. 适应水平(adaptive level)　当机体面对刺激时所能承受的范围和强度。个体适应水平因人而异并受应对机制的影响而不断变化。当刺激的数量及强度在人的适应区内,适应系统将输出适应性反应,若刺激的数量及强度在机体的适应区外,则输出无反应。适应水平也存在个体差异性,即使同一个体在机体不同时期的适应水平也有所不同。

（二）控制过程

控制过程(process control)又称应对机制,是指机体面对刺激时做出的应对过程。罗伊认为个体的应对能力是先天的,也有的是与后天因素和生物本能有关,又可以通过后天学习获得。机体的内在应对过程包括生理调节与认知调节。

1. 生理调节　由先天获得的应对机制,是与人的生理需要相关的适应类型,包括呼吸、营养、排泄、水、电解质平衡,皮肤完整性、活动与休息等,目的是保持自主性完整。例如,机体发生感染时,白细胞增多,体温上升以对抗细菌的侵袭。

2. 认知调节　后天通过学习、判断、情感等过程而获得的应对机制,是机体先接受信息,通过分析判断,最后做出决定的过程。例如,剧烈疼痛的患者,不能自行缓解时,会去医院接受相应的检查及治疗,应用消毒剂清洗伤口等。

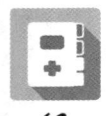

人是个有机整体,当刺激来袭时可能发生某一方面的调节,但多数情况是生理调节和认知调节共同发挥作用来维护健康。

(三)适应方式(adaptive mode)

适应方式是指环境刺激作用于机体,通过生理调节和认知调节做出的表现形式和适应活动,又称为效应器(effector),包括生理功能、自我概念、角色功能、相互依赖四个方面。

1. 生理功能 与机体基本适应相关的生理需要,目的是维持机体生理的完整性,包括氧气、循环、营养、排泄、活动与休息、防御、感觉,水、电解质平衡等。

2. 自我概念 机体在特定时间内对自己全面的看法,包括躯体的自我和人格的自我。躯体的自我是机体对自身躯体的感知与评价,包括外形、容貌等。人格的自我是机体对自身的能力、性格、智力、理想与期望、社会地位等方面的感知与评价,目的是维持机体在心理与精神上的完整。

3. 角色功能 机体在特定场合承担的社会角色所履行的情况,以及是否满足社会对其角色期待的情况。罗伊认为人的角色可以分为主要角色、次要角色和临时角色。其中主要角色是机体行为方式的决定因素,是最基本的角色,与机体的性别、年龄等无法选择的因素相关。次要角色是个人社会功能的体现,是从个人能力及社会关系中获得的,是可以选择的较持久的角色。临时角色是由人的业余生活或短期活动所获得的,是可选择的暂时性角色。在角色功能的适应中基本角色是最先要适应好的角色,角色功能反应了机体功能的完整性,角色扮演得越好表示社会功能越完整。

4. 相互依赖 人的社会交往与人际关系方面的能力。其目的是保持人社会功能的完整,包括尊重、爱与价值观等。当机体面对难以应对的刺激时,要从相互依赖的关系中得到帮助与情感支持,以远离焦虑、孤独无助等。

(四)输出

输出是指机体受到内外环境的刺激后,对刺激进行调节与控制所产生的行为。结果分为适应性反应和无效性反应两种形式。

1. 适应性反应 机体能适应的刺激,并与环境保持和谐,维持自我的完整统一。

2. 无效性反应 机体不能适应刺激,无法满足环境及自我实现的需要,破坏个体完整性,甚至出现疾病或死亡。

机体面对刺激时的适应能力与水平并非固定不变的,而是随时间、环境、条件的变化而变化的。

(五)反馈

当输出结果是适应性反应时,可以促进个体的完整性;反之,无效性反应不能达到这些目标,影响个体的适应水平(图 5-3)。因此要促进、恢复和维持健康,提高个体适应水平,减少或消除无效性反应。

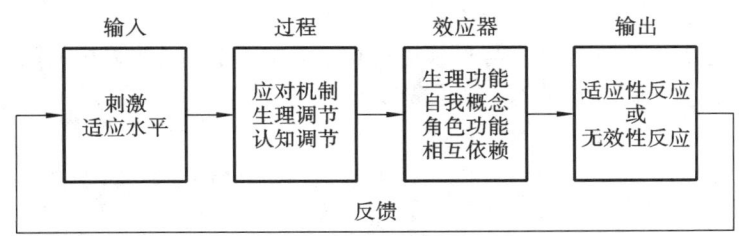

图 5-3 罗伊的适应模式

二、适应模式与护理的四个主要概念

罗伊在借鉴人文社会学理论的基础上,通过不断的尝试和积极的探索,逐步发展形成了适应模式,并对护理学关于人、健康、环境和护理的基本概念提出了自己的观点。

1. 人 罗伊认为人作为护理服务对象可以是个体、家庭、群体、社区或社会,是具有生物、心理和社会属性的有机整体,罗伊将人视为"一个整体适应系统",人作为一个开放的系统,处于不断与环境互动的状态,在系统与环境之间存在着物质、信息和能量的交换,为了维持自身的完整性,机体要不断地适应

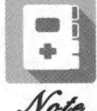

环境的变化。适应也是促进人的生理、心理与社会完整的过程。

2. 环境 罗伊认为环境是围绕与影响个体与群体发展与行为的所有情况、事件及影响因素的综合,由人体内部和外部的所有刺激构成。任何环境的变化都需要个体或群体付出能量去适应,适应也是机体对内外环境变化做出的积极反应。

3. 健康 罗伊认为健康是机体的功能处于对刺激的持续适应状态的反应,是机体完整性的保证。机体的完整性表现为有能力达到生存、成长、繁衍、自主和自我实现。罗伊认为健康和疾病是人一生不可避免的两个方面,当机体的功能处于对刺激的持续适应状态,能够不断地适应各种变化时,就能有效维持系统的整体性,保持健康。反之,如果机体面对的是超过机体适应能力的内外环境刺激,在适应方式上表现出无效性反应,即机体处于疾病状态。

4. 护理 罗伊认为护理是通过促进人与环境的互动来增进个体或群体的整体适应能力。护理的目的就是促进适应性反应,为达到增进个体适应性反应的目的,护士可采取措施控制各种刺激,减小刺激强度,使刺激全部作用于机体的适应范围之内,也可通过加强应对机制提高机体的适应水平,增强机体对刺激的耐受能力,以成功地应对刺激,维持机体的完整性,促进身体健康。

三、适应模式与护理实践的关系

罗伊的适应模式目前已被广泛应用于我国的临床护理、护理管理、护理教育、护理研究等多个领域。罗伊依据适应模式发展,将护理的工作方法分为六个步骤,包括一级评估、二级评估、护理诊断、制订护理目标、护理干预与评价。

1. 一级评估 护理人员对患者的生理功能、自我概念、角色功能和相互依赖四种适应方式有关的行为进行评估。护理人员会通过各种方法收集患者在四个方面的行为资料,通过一级评估来确定患者的行为是适应性反应还是无效性反应。

2. 二级评估 护理人员评估护理服务对象行为有影响的三种刺激因素,分别为主要刺激、相关刺激、固有刺激。

3. 护理诊断 护理人员对护理服务对象适应状态的陈述或诊断。这里指护士通过一级评估和二级评估进行分析、判断,明确患者的无效性反应并找出其原因。

4. 制订护理目标 对护理服务对象经过护理干预后应该达到的行为结果的陈述。护理人员制订目标时应尽可能与患者共同制订并尊重其选择,制订可观察、可测量的目标,从而保证最后达到能促进适应性反应的目的。

5. 护理干预 制订和落实护理措施。在处理刺激时护理人员应先处理主要刺激,后处理相关及固有刺激。护理措施可通过扩大患者的适应区域来达到护理目标,也可通过提高护理服务对象的应对能力、扩大适应范围,促进适应性反应。

6. 评价 将干预后个体的行为反应与目标进行比较,确定已实现的目标,找出未实现的原因,根据实际情况调整并重新修正护理措施,直到目标实现。

知识链接

罗伊简介

卡利斯塔·罗伊(Callista Roy) 1939 年出生于美国洛杉矶,是美国当代著名的护理理论学家、作家、研究者和教授。1963 年毕业于洛杉矶圣玛丽学院并取得了护理学学士学位,1966 年取得了加利福尼亚大学的护理学硕士学位。1973 年及 1977 年又分别取得了加利福尼亚大学的社会学硕士及博士学位。罗伊于 1966 年在圣玛丽学院护理系任教,承担儿科护理学和妇产科护理学的教学工作。1971 年任该校护理系主任,罗伊一生著作颇丰,主要专著有《护理学简介:适应模式》《护理理论架构:适应模式》及《罗伊适应模式》等。1997 年,美国护理研究相关机构授予她"当代传奇人物"的荣誉称号。

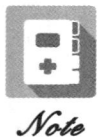

第四节 纽曼与健康系统模式

一、健康系统模式的内容

纽曼的健康系统模式是一个以开放系统为基础构建的护理模式,是综合的、动态的、以开放系统为基础的。该模式主要考虑压力源对人的作用及怎样帮助人应对压力源以发展及保持最佳的健康状态。该模式着重叙述了四部分内容,分别为与环境互动的人、压力源、个体面对压力源做出的反应及对压力源的预防。

(一) 与环境互动的人

纽曼健康系统模式中,人是与环境持续互动的开放系统,称为个体系统(client system)。这个系统可以是个人、家庭或社区,其结构可以用围绕着一个核心的一系列同心圆来表示。其稳定水平是由基本结构、抵抗线、正常防御线、弹性防御线和系统的五个变量间相互协调所决定的(图 5-4)。

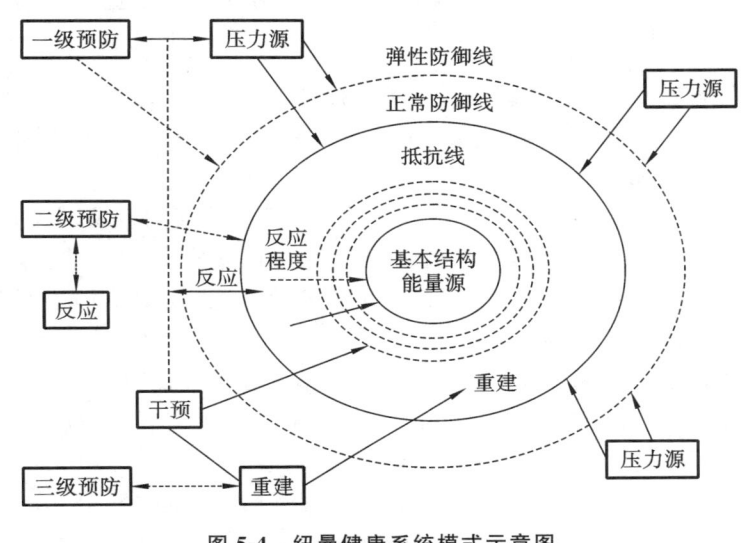

图 5-4 纽曼健康系统模式示意图

1. 基本结构 位于核心部分。纽曼将个体系统描绘成一个围绕中心核的系列同心圆圈状结构,中心核又称为能量源,由生命体共同的生存基本要素构成,如解剖结构、生理功能、基因类型、认知能力、自我观念等。基本结构一旦被破坏,机体便失去稳定与平衡而处于危险状态。

2. 抵抗线 紧贴基本结构外层的虚线圈,是由一系列的抵抗因素构成。其主要功能是保护基本结构与恢复正常防御线。当压力源入侵到正常防御线时,抵抗线会被激活,若其功能有效发挥,则可促使个体恢复到正常防御线的水平;若功能失效,则个体基本结构遭到破坏,可导致能量逐步耗竭,甚至死亡。

3. 正常防御线(normal line of defense) 抵抗线外围层的实线圈,是个体对内外刺激的正常的、稳定的反应范围,是个体系统在生长发育的过程中,通过与环境不断互动逐渐形成的。正常防御线的存在有利于抵抗各种刺激,维持个体系统日常的稳定健康状态,其强弱与个体的心理、生理、社会文化、成长、精神与发展等方面对环境压力源的适应与调节程度有关。正常防御线是动态的可随着机体状况的变化伸缩,但变化较慢。当个体的弹性防御线不足以抵抗压力源的入侵,压力源就会作用于正常防御线,机体即产生应激反应,系统的稳定性会降低,健康状况下降或出现疾病的状态。

4. 弹性防御线(flexible line of defense) 正常防御线外围的虚线圈,位于机体正常防御线之外,它对正常防御线起到保护性缓冲及过滤作用,其功能是使个体系统免受应激反应的影响。一般来说,弹性防御线距正常防御线越远,弹性防御线越宽,其保护作用越强。弹性防御线波动较大,如受机体生长发

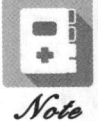

65

育、身心状况、生活方式、礼仪文化、精神信仰等方面的影响(如失眠、生活不规律、身心压力过大、营养缺乏等)等都可削弱其防御效果。

(二)压力源

环境中可导致个体紧张并影响机体稳定和平衡状态的所有刺激称为压力源(stressor)。纽曼将压力源分为个体内部压力源、个体之间压力源和个体外部压力源。

1. 个体内部压力源(intra-personal stressor) 来自机体内、与内环境有关的压力,如疼痛、失眠、愤怒、形象改变等。

2. 个体之间压力源(inter-personal stressor) 来自两个或多个个体之间的压力,在近距离内作用的压力源,如护患关系紧张、夫妻关系不和、同事关系紧张等。

3. 个体外部压力源(extra-personal stressor) 来自于机体外、作用距离比个体之间压力源更远的压力,如环境污染、医疗保障体系改革、经济状况欠佳等。

(三)个体面对压力源做出的反应

纽曼认同"压力学之父"塞利对压力反应(reaction)的描述,赞同塞利提出的压力可产生全身适应综合征、局部适应综合征及压力反应的三阶段学说。纽曼进一步提出,压力反应不仅局限在生理方面,而是生理、心理、社会文化、精神与发展与等多方面的综合反应,结果可以是负性的,也可以是正性的。

(四)对压力源的预防

护理活动的主要功能是控制压力源或增强机体各种防御系统的功能,帮助护理服务对象保持和恢复平衡和稳定,以达到最佳的健康状态。纽曼认为护士可根据个体系统对压力源的反应采取三种不同水平的预防措施(prevention intervention)。

1. 一级预防(primary prevention) 适用于机体对压力源没有发生反应时。护理的重点是通过控制或改变压力源,让患者减少或避免与压力源接触,强化弹性防御线,保护正常防御线,预防应激反应的发生,避免发生应激反应或降低应激反应的程度,也可加强弹性防御线的功能,如对睡眠、肌肉放松训练、健康的生活方式、降低压力等方面的教育。

2. 二级预防(secondary prevention) 压力源已经穿过正常防御线,机体动态平衡被破坏。此时护理的重点是强化抵抗线,保护基本结构,通过早期发现、早期诊断、早期治疗以减轻或消除应激反应的症状,最终恢复系统的稳定性,促使机体恢复最佳的健康状态。

3. 三级预防(tertiary prevention) 适用于机体的基本结构及能量源被破坏后。此时护理的重点是帮助服务对象恢复及重建功能,减少后遗症并维持稳定性和健康状态,防止疾病复发。

二、健康系统模式与护理的四个主要概念

1. 人 纽曼的健康系统模式核心是应用整体论、系统论的观点看待人。人是一个不断与环境相互作用,进行能量和信息交换的开放系统,包括生理、心理、社会文化、成长发展、精神五个变量。这五个变量是彼此关联,并与环境中的压力源持续互动的。护理的对象可以是患者或者是健康人,包括个人、家庭、社区等。

2. 环境 围绕着护理对象系统的所有内部与外部的因素总称。人与环境相互影响,这些影响可能是积极的或是消极的。环境分为内环境、外环境及创造环境。内环境指内部影响因素或压力源,如缺氧、疼痛、精神紧张等。外环境指外界环境中能影响人的因素,如气温、环境污染、与同事关系紧张等。创造环境是机体在不断地适应内外环境刺激过程中所创造的环境,主要是为维持系统的完整与稳定性。

3. 健康 纽曼认为健康是一个动态的连续体,处于平衡、满足、和谐的状态,是机体对应激源的正常反应范围内所达到的、最理想的稳定协调状态。当机体产生和储存的能量多于消耗时,机体的完整性、稳定性增强,健康水平增高,当储存的能量不能满足机体能量消耗的需求时,机体的完整性、稳定性减弱,健康水平降低,发生病变,逐渐走向衰竭、死亡。

4. 护理 通过有目地干预,避免或减少压力源对机体系统的影响。护理服务对象可以是个人、

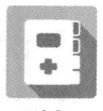

家庭、群体、社区。护理的目的就是促进机体系统维持、保存或恢复系统的平衡和稳定、最大限度地达到或维持理想的健康状态。

三、健康系统模式在护理实践中的应用

纽曼系统模式已广泛应用于我国的护理实践、护理科研和护理教育等方面。在临床护理方面,健康系统模式与护理程序相结合,常用于精神科、内外科、急诊科、康复病房等。纽曼认为,护理人员可以通过护理诊断、护理目标与护理结果三个阶段的护理程序来控制压力源或增强机体各种防御功能。

1. 护理诊断 护理人员首先需要对机体的基本结构、各道防御线的特征、现存与潜在各种压力源进行评估;然后收集并分析机体五个变量对压力源的反应与相互作用资料;最后就是针对其中偏离健康的问题做出诊断并排出优先顺序。

2. 护理目标 护理人员以保存能量,恢复、保持和促进个体稳定性为原则,与护理服务对象及其家属一起,共同制订具体的护理目标及为达到这个目标所采取的干预措施,并设计预期的护理结果。纽曼强调要应用一级、二级、三级预防原则来规划组织具体的护理活动。

3. 护理结果 护理人员对干预效果进行评价并验证干预有效性的过程。评价内容包括机体压力源(个体内部、外部及之间压力源)是否发生变化,压力源本质与优先顺序有无改变,机体防御功能有无增强,压力反应症状有无缓解,通过结果的有效性进行评价并修订和完善护理计划。

知识链接

贝蒂·纽曼简介

贝蒂·纽曼(Betty Neuman)于 1924 年出生于美国俄亥俄州。1957 年纽曼毕业于洛杉矶大学,曾经在洛杉矶医院担任护士、护士长、护理部主任、并参与了内科、外科、传染科等科室的临床教学工作,1966 年获得精神卫生和公共卫生咨询硕士学位,1985 年获西太平洋大学临床心理学博士学位。

纽曼的系统模式是在 1970 年提出的,经过两年的完善,1972 年其在《护理研究》杂志上公开发表。1982 年,纽曼的专著《纽曼的系统模式:在护理教育和护理实践中的应用》首次出版,广泛应用于社区护理及临床护理实践。

第五节 其他护理理论

一、莱宁格的跨文化护理理论

迈德勒恩·莱宁格是美国著名的护理理论学家,是世界跨文化护理协会的创始人。她在 20 世纪 60 年代,首先提出了跨文化护理理论。该理论从不同角度阐述了不同文化背景的人对健康促进、健康维持、健康恢复等方面的认识和需求。莱宁格认为护理的本质是文化的关怀,护理人员的职责是为服务对象提供符合其文化背景的文化关怀。

(一) 相关概念

文化关怀和跨文化关怀组成了跨文化护理理论的相关概念。这些概念中"文化"是该理论的重点,围绕文化和护理关怀形成了跨文化模式框架,并构成了跨文化护理理论的主要内容。跨文化护理理论的主要概念包括文化、关怀、文化关怀与跨文化护理等。

1. 文化(culture) 不同个体、群体或机构通过学习、共享和传播等方式塑造的,并随时间代代相传形成的模式化的生活方式、价值观、信仰、行为标准、个体特征和实践活动的总称。

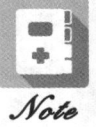

2. 关怀（care） 又称照护,指对丧失某种能力或有某种需求的人提供支持性的、有效的和方便的帮助,从而满足自己或他人需要,促进健康,改善机体状况或生活方式,更好地面对伤残或平静地面对死亡的一种行为相关现象。

3. 文化关怀（cultural care） 用一些符合文化、能被接受和认可的价值观、信念和定势的表达方式,为自己和他人提供文化相适应的综合性帮助和支持,开展促进性的关怀行为。

4. 跨文化护理（transcultural care） 莱宁格认为跨文化护理通过文化环境和文化来为服务对象提供多层次、高水平及全方位的护理关怀,使其能处于一种良好的心理状态,以利于疾病康复。

（1）文化关怀保存:又称文化关怀维持,指帮助某一特定文化背景下的护理对象保持或维护其健康、促进疾病康复、应对伤残或面对死亡而采取的帮助性、支持性或促进性的专业行为。例如,对一位积极配合治疗的脑血栓患者,护理人员应鼓励其坚持合理的体育锻炼,保持良好的饮食习惯,以利于机体的康复。

（2）文化关怀调适:又称文化关怀调整,指帮助某一特定文化背景下的护理对象进行调整以适应不同的文化,以利于健康而采取的支持性或促进性的专业文化行为和手段。例如,一位高血脂的患者,喜食油腻,护理人员应帮助其调整饮食习惯,让其坚持适当的体育锻炼,保持良好的心理状态,控制血脂。

（3）文化关怀重建:又称文化关怀重塑,指帮助某一特定文化背景下的护理对象改变原有的生活方式,重塑新的、不同的生活形态,有利于其健康而采取帮助性、支持性或促进性的专业的行为和手段。例如,脑血栓单侧肢体瘫痪的护理对象,应帮助其尽早开始康复治疗,面对现实、调整心理状态,帮助其使用单侧肢体完成日常基本生活的锻炼尤其重要。

（4）与文化相匹配的护理关怀:又称与文化相一致的护理关怀,指以文化和健康知识为基础,提供个体化或群体化的护理关怀,促进其维持健康,积极应对疾病,勇敢面对残疾或死亡。例如,在护理有宗教信仰的对象时,护理人员应尊重其信仰,采取符合宗教习俗的措施进行护理关怀。

（二）日出模式（sunrise model）

文化关怀包括一般保健服务和专业关怀护理。能够有效地促进健康、维护健康、恢复健康、减轻痛苦、安详死亡的关键因素是以文化为基础的护理关怀。莱宁格设计出了一个跨文化护理模式的框架,被形象地描绘为"日出模式"(图5-5)。莱宁格"日出模式"包括以下四个层次。

1. 世界观和文化社会结构层 该层属于超系统,描述文化照护、世界观、文化、社会结构与组成因素。此系统指导护理人员评估与收集影响护理对象关怀表达方式及关怀实践因素,如生活方式、价值观、宗教、经济、教育等。

2. 文化关怀与健康层 呈现在不同的文化背景下,应有的文化关怀及表达方式,为个人、家庭、群体、社区或机构的健康、疾病及死亡的社会文化背景,以及与不同文化有关的照顾和健康的特定意义提供解释。

3. 健康系统层 包括一般关怀、专业关怀及护理在内的各种健康系统,着重描述每一系统的特征和特有的照顾方式。

4. 护理关怀决策和行为层 包括保护性文化护理照顾、调试性文化照顾、文化性护理照顾三种方式,护理照顾是在这一层得以计划和实施的。其中保护性文化护理照顾是对有益健康的文化实施保存的护理关怀;调试性文化照顾是对不协调、无益健康的文化采取调整、适应文化的护理关怀;文化性护理照顾是对与现有健康状况相反的文化,需要改进、重塑文化的护理关怀。

（三）日出模式与护理程序

在临床护理中,护理人员可以根据日出模式来进行护理程序,先评估收集与文化有关的资料,再找出共同性与差异性,并选择适合的护理照顾方式进行护理。

1. 护理评估 护理评估相当于日出模式的第一层与第二层。第一层是护理人员评估服务对象所处的世界观和文化社会结构方面的知识、信息收集与护理对象相关的环境、背景、宗教信仰、社会关系、文化价值观等诸多因素。第二层是评估护理对象的具体情境及对一般关怀和专业关怀的期望及所采取的行为。

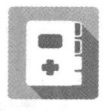

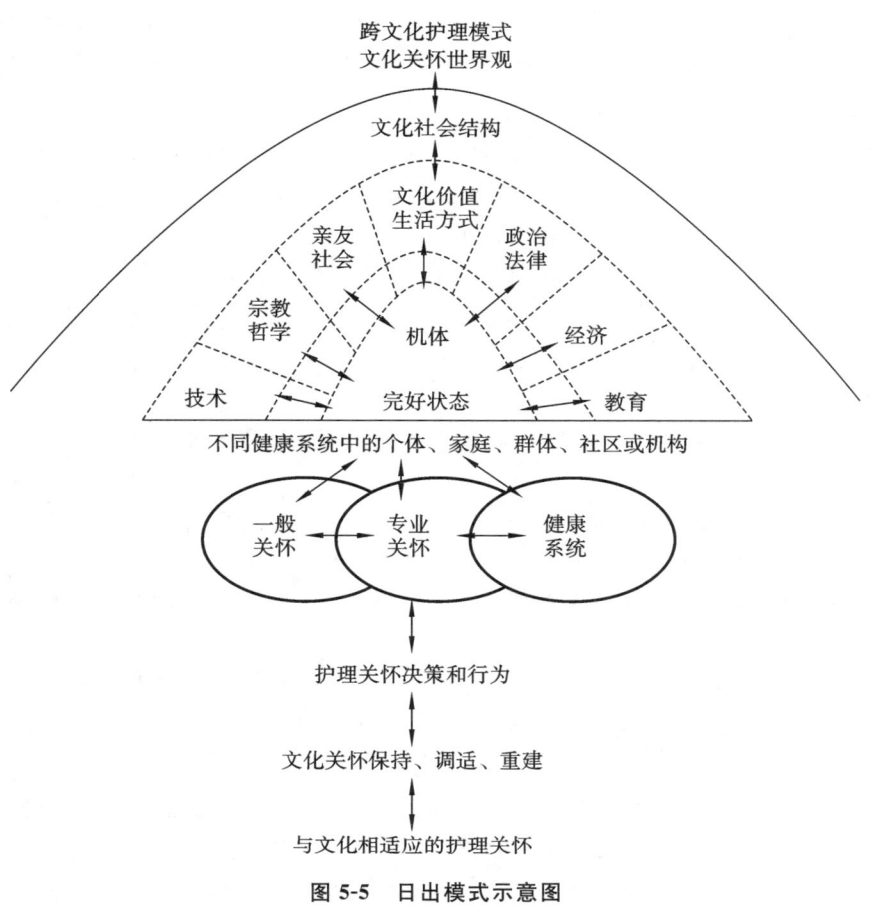

图 5-5　日出模式示意图

2. 护理诊断　护理诊断相当于日出模式的第三层。通过评估确定跨文化护理在护理中的共同性和差异性，从而做出准确的护理诊断。因为护理对象的职业、民族、文化程度与社会地位不同所以对疾病的认识、症状等方面的叙述等方面会有一定的差异。

3. 护理计划和实施　相当于日出模式的第四层。完成护理诊断后，在护理关怀决策和行为层进行计划和实施，包括文化照顾保护、文化照顾调适及文化照顾的重建措施，以及提供与文化相一致的护理关怀。

4. 护理评价　对护理提供系统性的评价，明确哪种关怀与行为更符合护理对象的生活方式和文化习俗，以便提供更有利于护理对象身心健康的行为模式。

> **知识链接**
>
> 　　莱宁格 1925 年出生于美国。1948 年，莱宁格在美国科罗拉多州的圣安东尼护士学校完成初级护理教育，1950 年获得贝尼迪克坦学院护理学学士学位，1954 年获得华盛顿大学人类学博士学位。
>
> 　　莱宁格工作经历非常丰富，她是出色的临床护理专家，又是优秀的护理教育家、理论家与管理者，曾任护士长、护理部主任、护理学院院长等。
>
> 　　20 世纪 60 年代，莱宁格首次提出了"跨文化护理"新术语，1966 年她开设了第一个跨文化护理课程。在她 50 多年的护理生涯里，出版专著 28 本，发表了 300 多篇论文。她提出的跨文化护理理论广泛应用于临床护理、护理科研、护理管理及护理教学。

二、华森的关怀科学理论

华森的关怀科学理论主要以人本主义价值体系为基础，以人文科学与自然科学导引出的关怀因素

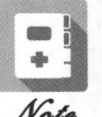

为核心。华森认为人本主义哲学与其价值体系是护理人员科学照顾的基础,因此,护士需要有非常丰富的人文科学知识,这样既可以帮助护士开阔眼界,又可以帮助护士形成严谨的思维。

（一）关怀科学理论基本内容

华森认为,关怀是道德法则,是人与人之间的一种人际关系的体验。人际关怀是在特定的时间、场合与环境中人与人之间的一种精神体验。这种体验使关怀的双方都能走进彼此的内心世界,从而使双方都能从人格上得到升华,并以特有的方式表达出来。

华森关怀科学模式使用十个照顾性因素作为理论框架:①人本-利他主义价值体系的形成;②信念-希望的建立;③培养对自己与他人的敏感性;④帮助-信任关系的建立;⑤鼓励与接受积极、消极情感的表达;⑥运用科学的方法决策;⑦促进人与人之间的相互学习;⑧提供良好的环境:⑨帮助满足需要;⑩承认存在主义-现象学力量的存在。

在以上这些照顾性因素中,前三个是关怀科学的哲学基础,后七个是在前三个的基础上发展起来的。

1. 人本-利他主义价值体系的形成 人本-利他主义价值体系的形成始于机体早年与父母共享价值观的时期,是通过个人生活经验、学习及对人文科学的接触而建立起来的。人本主义者强调以人为本,尊重人权与人性。人本-利他主义价值体系是护士自身成长的基础,只有建立这样的价值体系,才能有利于他人。

2. 信念-希望的建立 信念-希望的建立对整个关怀和治疗过程都很重要。护理人员要帮助服务对象接纳超越医学以外的健康影响因素,特别是目前医学对服务对象不能有所作为时,护理人员可通过信念-希望的建立提供完好感。

3. 培养对自己与他人的敏感性 首先要使护士感到有表现情感的需要,只有体验了自身的情感,才能真实地与他人相处,才可更有效地增进护患之间的信任。

4. 帮助-信任关系的建立 建立帮助-信任关系最有效的方法是运用和谐与照顾的沟通方式。华森认为这需要护理人员的真诚、移情与热情。真诚是指护士与服务对象的交往是真诚的。移情是指试进入服务对象的世界并设身处地为其着想。热情是指主动地接受他人。

5. 鼓励与接受积极、消极情感的表达 华森认为,情感的表达能提高一个人的认知水平,如果个人能认识到情感,他就能理解并由此而产生的行为。

6. 运用科学的方法决策 华森提倡运用科学方法来解决问题,认为如果不采用此方法,就不能达到有效的护理。

7. 促进人与人之间的相互学习 促进人与人之间的相互学习能相互提供信息与选择,使人们对自身健康有更高的意识与把握。

8. 提供良好的环境 促进健康、预防疾病的主要机制。华森将环境分为外在因素和内在因素。护理人员应通过控制这些因素为服务对象身心健康提供支持和保护。

9. 帮助满足需要 华森根据马斯洛人类需要层次论,引出了在护理关怀科学中的需要层次,并强调应以整体的观点来看待人的需要,不仅要完成低层次的需要,而且要重视高层次的需要。

10. 承认存在主义-现象学力量的存在 华森认为现象学是从事物的表象及参照系来认识人的方法,存在主义心理学是用现象学来分析人类的存在。护士可以用现象学方法掌握服务对象对生活的态度及言行,帮助处于困境中的服务对象找到生活的意义,帮助服务对象恢复生活的勇气,并能正确的面对生存与死亡。

（二）华森关怀科学模式与护理的四个主要概念

1. 人 人是有价值的,应得到照护、尊重、理解与帮助的个体。人具有功能整体性,其整体功能大于各部分功能的总和。

2. 健康 健康不仅是没有疾病,而且是有健全的生理、心理功能与良好的社会适应能力。

3. 环境 社会环境是影响当今社会的一个主要因素。社会、文化等因素不仅影响人价值观的形成,也影响人的行为与奋斗方向,此外社会也影响个体需要的满足,但这些都可能对健康有影响。

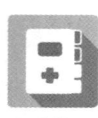

4. 护理 护理不仅是促进健康、预防疾病、恢复健康,也要植根于人文科学与自然科学。护理的最终目标是通过照顾帮助人们达到生存的高度与和谐美满,促进自我认识并领悟到生活的意义。

(三)华森关怀科学模式与护理实践的应用

华森提出了以科学解决问题的方法为基础的护理工作步骤。

1. 评估 护理人员需要应用概念性框架来帮助收集资料,应用文献资料来确认及复审问题,对确认的问题需要找出相关变量并形成与问题的假设。

2. 计划 护理人员就如何解决服务对象健康问题做出计划,并确定怎样检查和衡量各种变量,以便进一步明确收集资料的内容、对象与方法。

3. 实施 护理人员根据评估结果贯彻并执行计划。

4. 评价 护理人员就以上过程进行分析,评价护理的结果,并根据分析的结果结合服务对象情况重新修订计划。

> **知识链接**
>
> **吉恩·华森简介**
>
> 吉恩·华森(Jean Watson)出生于 1940 年。毕业于科罗拉多大学获护理学学士学位后,并在科罗拉多大学丹佛分校取得精神心理健康护理学硕士学位,并获该校教育心理学博士学位。她工作经历丰富,曾做过护士、临床咨询者、护理学教师以及行政管理人员。其主要研究领域为人类的关怀(caring)与失落(loss)。华森理论于 1979 年在杂志上发表,题目是《照顾的哲学与科学》,并在 1985 年出版了理论专著《人文科学与人类的照顾》。

三、金的达标理论

(一)达标理论的主要概念

金的达标理论重点探讨在人与人之间,特别是护理人员与服务对象人际系统之间的相互作用。她认为人是护理的着重点,护理的目标是增进与保持个体及群体的健康。她提出了由个体系统、人际间关系系统和社会系统三个相互作用的系统所组成的概念性框架。

1. 个体系统 每个人都是个体系统,与个体系统相关的主要概念有感知、自我、成长和发展、身体意像、空间与时间。

(1)感知(perception):客观事物通过感觉器官在人脑中的直接反映。

(2)自我(self):动态的开放系统,是感觉与思维的综合。

(3)成长和发展(growth and development):人在细胞、分子与行为活动等方面的改变,这种改变通常是有序的、可预见的,但也存在个体差异。

(4)身体意像(body image):对自身形象的感知,也是他人对其外在形象的一种反应。个体的身体意像具有主观性,会随自我的改变与个体成长发展的不同阶段而发生变化。

(5)空间(space):个体与个体之间相互作用的环境,存在于任何方向与任何地方,具有普遍性、主观性、情境性与可测量性。

(6)时间(time):某事件向未来移动的先后次序,具有单向性、不可逆性与可测量性。

2. 人际间关系系统 个体与个体之间的相互作用、交流形成的人际间关系系统,由互动、沟通、交流、角色和应激等组成这一系统相关的概念。

(1)互动(interaction):又称相互作用,是人与人、人与环境之间为了达到目标而通过语言和非语言方式去感知和沟通的过程。互动为人际关系建立与形成的有效机制,是动态性的。

(2)沟通(communicate):将信息传递的过程,无论是直接或是间接的,都是信息作用的结果。沟通具有情境性、可感知性、可交流性、个体差异性,是会随时间的改变而发生变化的。

(3)交流(transaction):为了达到目标而进行的互动的过程,具有独特性、时间性和空间性。

(4)角色(role):指一个人在社会系统中占据的位置。社会中的任何一个角色都有相关的权利与义

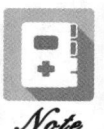

务。角色具有多重性、相互性、社会性、复杂性和情境性。

（5）压力（stress）：机体与环境之间相互作用以维持成长与发展的动态平衡过程，具有动态性、主观性和个体差异性。

3. 社会系统 社会系统由社会中存在各种利益关系的群体组成，有关的概念包括组织、权威、权力、地位、决策等。

（1）组织（organization）：具有一定组织结构的人构成的整体或机构，它利用组织的资源去实现预期的目标。

（2）权威（authority）：个人对他人的影响，并使其能够认识、接受和顺从。

（3）权力（power）：组织中为达到目的利用各种条件的能力，是个人或组织影响他人的过程与维护社会秩序的力量。权力是普遍存在的、动态的、有目标的，可以在互动或决策中体现。

（4）地位（status）：个人在组织中的位置。地位与利益、责任和义务是同时存在的，具有情境性与可逆性。

（5）决策（decision making）：个人在解决问题时进行选择的过程，具有普遍性、主观性、情境性与个体差异性。

（二）达标理论与护理的主要概念

（1）人：人具有社会性、目的性、方向感与时间性，具有理性思考与决策能力，人有不同的需求和目标，是可以有感觉、有理智进行感知和控制的。

（2）健康：利用各种资源不断与内、外环境中的应激源调整，以最好地发挥潜能。健康是护理人员、服务对象、医生、家庭成员等相互作用的结果。

（3）环境：个体与周围相互作用的场所，是会不断变化的。

（4）护理：护理人员与服务对象在护理情境中分享感知并进行互动的过程。其目的是帮助个体维护健康，以实现个体在社会中的角色和功能。

（三）达标理论与护理实践的关系

金的达标理论运用于临床护理工作中，是护理人员与服务对象之间相互沟通、共同制订并参与达到目标的过程，可分为评估、计划、执行和评价四个步骤。

1. 评估 评估是在护理人员与服务对象为陌生人的初次阶段。此时，护理人员要用观察与交流来收集服务对象的一般资料与健康状况，并分析服务对象目前存在的健康问题，同时取得相互信任的关系。

2. 计划 在此阶段，护理人员要针对服务对象的健康问题设计目标完成的护理计划与活动。在这个过程中服务对象有权参与决策，与护理人员共同制订目标。

3. 执行 执行是实现双方共同制订的健康目标，护理人员与服务对象相互作用并付出行动的过程。

4. 评价 护理人员测量预期目标是否完成，并评价护理的有效性。若预期目标未达到，需要分析原因，并修改护理活动。

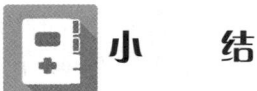

小 结

本章介绍了护理理论，包括南丁格尔的环境理论、奥瑞姆的自理模式、罗伊的适应模式、纽曼的健康系统模式、莱宁格的跨文化护理理论、华森的关怀科学理论、金的达标理论，各理论分别从不同角度赋予了人、健康、环境和护理这四个基本概念不同的内涵，有利于学生更好地理解这四个基本概念，为护生今后服务护理对象提供了方法和依据。其中南丁格尔的环境理论中的核心在于环境，奥瑞姆的自理模式重点论述了什么是自理、什么时候需要护理、怎样提供护理这三个问题，罗伊的适应模式认为人是一个整体的适应系统，纽曼的健康系统模式主要考虑压力源对人的作用及怎样帮助人应对压力源发展及保持最佳的健康状态。

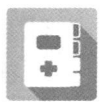

第六章　护理科学思维方法与决策

学习目标

掌握：评判性思维、循证护理、临床护理决策的概念，循证护理的基本要素及步骤，临床护理决策的类型，能够将评判性思维、循证护理和临床护理决策知识运用于护理实践。

熟悉：评判性思维的特点、组成、层次、标准及评判性思维能力的培养与发展，循证护理的发展史，临床护理决策的步骤、培养与发展的方法。

了解：临床护理决策的影响因素及发展临床护理决策能力的策略，循证护理的意义及应注意的问题，护理证据的分级方法。

随着不断发展的健康科学及日益扩大的护理工作范畴，护理人员所面临的各种临床现象及临床问题也变得更加复杂，护理人员需要运用科学思维，分析判断具体情况，将临床经验与系统的研究实证有机结合起来，做出恰当的临床护理决策。为了帮助护理人员有效解决护理实践中遇到的各类复杂问题、提高护理服务质量、促进护理专业的发展，护理科学思维的相关知识和技巧的学习显得尤为重要。其中，评判性思维及循证护理思想是护理人员在面临复杂抉择时进行正确反思和选择、做出科学临床护理决策的重要工具。

第一节　护理评判性思维

案例 6-1

12 床患者张某，阑尾切除术后第二天，护士王某在为张某进行饮食指导时，发现医嘱是禁食，但是她认为 12 床患者术后恢复良好，现在应该可以进食了。

具体任务：

(1) 在这种情况下，护士王某是否应该继续执行该医嘱？

(2) 护士王某应该怎样处理该情况？

在护理实践中，护理人员所面临的护理服务对象各异、护理环境复杂，因此，必须综合应用所掌握的知识、运用科学思维，对复杂的临床现象进行思考、质疑，对临床问题进行评估、分析、判断，必须具备评判性思维能力，才能正确、有效地解决所面临的各种问题。

一、护理评判性思维的概念与标准

(一) 概念

评判性思维（critical thinking）是指个体在复杂的情境中，能灵活运用已有的知识和经验，在反思的

Note

基础上进行分析和推理,对问题的解决方法进行选择,做出合理判断和正确取舍的高级思维方式。在护理实践中,运用评判性思维,可以对临床复杂护理问题进行有目的、有意义的自我调控性的判断、反思、推理和决策。

1. 评判性思维的特点

(1)评判性思维是主动思考的过程:评判性思维是对外界信息、刺激他人的"权威"性说法进行积极思考,主动运用知识和技能做出分析判断。

(2)评判性思维是质疑、反思的过程:评判性思维通过不断提出问题产生新观点。在此过程中,始终注意反思自己或他人的思维过程的合理性,客观判断相关依据,坚持正确方案,纠正错误选择。

(3)评判性思维是审慎开放的过程:要求对被反思的思维进行全方位、多视角的审视,得出结论,同时要求个体有高度的开放性,注意听取不同的意见和观点,以做出正确、合理的结论。

(4)评判性思维具有创造性思维的特性:利用已有的概念、规律和原则产生创造性的想法和见解。

2. 评判性思维的层次　　正确评价护理评判性思维能力可以帮助护理人员了解自身评判性思维能力的水平,促进护理评判性思维能力的发展。护理评判性思维包括三个层次,分别为基础层次、复杂层次、尽职层次。

(1)基础层次:评判性思维的基础层次建立在一系列的规则之上,是一种具体思维。这个层次的思维者相信专家的答案且坚信所有问题只有一个答案,会严格按照操作规范程序和操作步骤处理问题,不能调整步骤以满足服务对象的独特需要,缺乏评判性思维的经验,是个体思维水平发展的早期阶段。当护理人员缺乏经验、能力不强或态度固执时会限制其评判性思维能力向更高层次发展。

(2)复杂层次:处于评判性思维复杂层次的个体敢于质疑权威,思维能力得到一定的提高,主动性增强,具有独立分析的能力,有一定的临床经验和业务能力,对问题会依据具体情况而定。在做出最终决策前,思维者愿意脱离标准规程和政策的束缚,相信问题有不同的解决方法,会分析各种解决方案的利弊,权衡利弊后选择合适的解决方法,在一定程度上会创造性地解决问题。

(3)尽职层次:此层次的护理人员开始在护理专业信念的指导下,以维护患者利益为基础,进行护理决策,并为此承担相应的责任。在面对复杂临床问题时,护士能够凭借丰富的专业知识经验和根据结果选择行动与否,并根据专业要求的原则执行方案。

(二)标准

评判性思维的标准包括智力标准和专业标准,明确评判性思维的标准,能使护理人员的思维更加可靠、有效,从而做出合适的临床护理决策。

1. 智力标准　　评判性思维普遍适用的智力标准包括14项内容,分别为清晰、准确、详尽、正确、相关、可靠、一致、合理、深入、概括、完整、有意义、适当和公平。

2. 专业标准　　评判性思维的专业标准包括伦理标准、评价标准、专业责任标准。

(1)伦理标准:指护理人员在护理实践中以关怀、人道及负责的方式面对服务对象,以职业道德伦理标准作为行为指南。随着健康医学的不断发展,护理人员在护理实践中,不仅局限于单纯应用科学知识,更要考虑相关的伦理问题,遵从自主、公正、诚实、仁慈、保密、负责的伦理原则:①自主原则是指个体有权根据自己的价值观和信仰,在没有外在压力的情况下获得足够信息,对要解决问题的方法进行思考、判断,在法律范围内做出恰当决策;②公正原则是指护士应公正地对待所有患者;③诚实原则是指护士应对患者告知真实情况;④仁慈原则是指护士应尊重他人的利益,避免伤害他人;⑤保密原则是指护士要尊重患者的隐私并保密;⑥负责原则是指护士要对自己的行为后果负责。

护理人员面临着越来越复杂的伦理难题,在进行评判性思维的过程中要首先明确自身的信念及职业价值观,了解服务对象、家属、同事对临床问题的不同观点,用专业标准、伦理守则和权利法案来指导自己的伦理行为,做出符合服务对象意愿并有利于服务对象健康的护理决策。

(2)评价标准:指以相关临床机构和专业组织发展所设定的护理标准为基准。护士在日常护理工作中用到的评价标准可分为三类:第一类是对有关临床现象的正确识别标准,例如,护理人员在评价患者咳痰的特征时,要考虑痰液的量、颜色、黏稠度,咳痰的时间、频率等评价标准;第二类是对药物治疗过

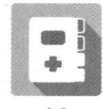

程中相关现象的正确识别标准,例如,护士运用哌替啶缓解疼痛时,要运用症状和体征的改变、药物有无副作用等来评价患者是否达到哌替啶镇痛的预期效果;第三类是对患者健康教育效果进行有效识别的标准,例如,为服务对象进行高血压相关知识的健康教育时,服务对象是否能够复述所学习的知识,正确测量血压,是否能在家有效运用所学知识和技能。

（3）专业责任标准:包括国家的相关指导方针、护理实践中明确规定要达到的标准、专业学会制订的实践指南及专业组织的实践标准四个方面。专业责任标准明确了护士在提供护理服务时应承担的责任与义务。

二、护理评判性思维的构成与应用

（一）构成

评判性思维的构成主要包括智力因素、情感态度因素和认知技能因素。

1. 智力因素 智力因素是指评判性思维过程中所涉及的专业知识。护理人员要应用评判性思维,就必须具备医学基础、人文知识、护理学知识等护理专业相关的知识,才能准确判断服务对象的健康问题及健康需求,做出合理的临床护理决策。

2. 情感态度因素 情感态度因素是指个体在评判性思维过程中应具备的人格特征,包括心理准备状态、意愿和倾向。护理人员要运用评判性思维,应具有以下情感态度特征。

（1）自信负责:在护理中,自信是指护理人员凭借对自己运用知识和经验能力的正确认识,相信自己能够分析判断和解决服务对象的问题,达到某一目标或完成某项任务;负责是指护理人员有责任为服务对象提供符合护理专业实践标准的护理服务,对护理服务进行决策,并要承担由此产生的各种护理责任。

（2）诚实公正:指运用评判性思维客观、正确地评估自己及他人观点,做出正确的判断,而非依据个人或群体的偏见来做判断。在产生分歧时,应多去思考不同的观点,才能做到诚实、公正地去看待、解决问题,公正地选择对服务对象最有益的结果。

（3）谨慎谦虚:护理人员置身于复杂的临床情境时,在运用评判性思维的过程中,应多听取不同的意见,愿意承认自己知识、技能的局限性,更新自我,积极学习并接受新的观点、新知识、新信息,并谨慎思考自己的观点或结论。

（4）好奇执着:护士在运用评判性思维时,应具有好奇心和执着的态度,积极询问、调查、深入了解服务对象的情况,获得更多护理决策需要的信息,即使遇到挫折,也应尝试不同方法,尽可能寻求更多的资料和资源,来成功解决问题。

（5）独立思考,有创造性:评判性思维要求个体要独立思考。护理人员在面对护理问题时,如果存在不同意见时,要查阅相关文献资料、全面考虑患者的实际情况,结合护理专业实践标准及同事的建议与观点以做出决策。护理人员在独立思考做出决策的同时,也应具有创造性,考虑服务对象的特殊性、问题的特殊性,给予独特的解决方法,护理人员使用创造性的方法考虑患者的具体情况,能有效调动服务对象生活环境中的各种因素,促进服务对象相关健康问题的解决。

3. 认知技能因素 认知技能因素能够帮助人们在评判性思维过程中综合运用知识和经验,做出符合情境的判断。认知技能因素包括解释、分析、评估、推论、说明和自我调控六个方面的核心认知技能及相对应的亚技能。

①解释是使用相关的科学论据对推理的结论进行陈述以证明其正确性,其亚技能包含分类、解析意义及阐明意义等。②分析是将研究对象的整体分为各个部分、方面、因素和层次,并分别加以考察的认识活动,包括检查不同观点、确认争论的存在及分析争论三个亚技能。③评估是评定相关信息的可信程度,评判推论性关系之间的逻辑强度,包括评估主张及评估争议两个亚技能。④推论是指做出恰当的结论,包含的亚技能为循证、推测可能性、做结论。⑤说明是指理解和表达数据、规则、程序、事件、判断、信仰或标准的意义及重要性,包含陈述结论、证实步骤、叙述争议三个亚技能。⑥自我调控是个体对自己的思维、情绪和行为进行监察、评价、控制和调节的过程,由自我检查、自我矫正两个亚技能组成。

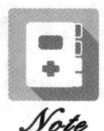

Note

（二）应用

1. 评判性思维在护理临床实践中的应用　在护理临床实践中,应用评判性思维可以帮助护理人员在每一个临床情境中做出有效的决策,为服务对象选择最好的干预措施、提供高质量的护理服务。

护理人员评判性思考临床情境时,首先要明确思维目的,使思考指向同一目标。另外,在护理实践中,护理人员可以请教有经验的同事、护理教育者、护士长,参考专业文献资料,求助于学术机构或医院的政策和程序规范及服务对象权利法案。此外,评判性思维也要求护理人员除了学习护理专业知识外,还必须学习生物科学、社会科学及人文科学知识以构建坚实的护理知识和技能基础。只有具备了足够的知识和技能储备,护理人员面对复杂的临床情境,才能评判性地理解各种资料的意义,进而做出相应的临床决策。

2. 评判性思维在护理教学中的应用　在护理教学过程中,教师应创造平等民主的师生关系、积极主动的课堂氛围,注意在发挥自身主导作用的同时,充分发挥学生在教育过程中的主体地位,给予学生充分的自主权和选择权,鼓励学生积极参与、质疑、思考,敢于大胆地提出自己的独特见解,使学生明确自己的学习需要,并主动参与到学习过程中。教师在授课过程中,应将评判性思维的教学融入到常规课程中,在教授专科知识内容的同时教授思考的策略,培养学生主动思考和科学判断的能力,促进学生将所学知识应用到专业实践中。

3. 评判性思维在护理管理中的应用　进行各种决策是护理管理者的重要职责之一,正确的决策是有效管理的重要保障。护理管理者在决策过程中应能够有效地对传统的管理思想、方法进行质疑,对各种复杂现象、事物与人群进行有效分析、判断,做出恰当决策。

4. 评判性思维在护理科研中的应用　护理科研本身就是对护理现象探索和研究的过程,需要对各种观点、方法、现象、常规等进行思考和质疑,并在此基础上进行调查或实验,以得出新观点、新方法、新模式。成功的护理科研要求研究者能够有效运用护理评判性思维,进行质疑、假设、推理、求证。

三、护理评判性思维能力的发展

随着公众对护理要求的提高及护理环境的复杂化,培养和发展护士评判性思维能力,提高护理服务质量,显得格外迫切。

（一）发展护理评判性思维能力的条件

1. 创造评判性思维氛围　评判性思维需要在自由、民主、开放的氛围中进行。在这样的环境下,护理人员有自己的想法,可以自由地表达观点、疑问,不容易被操纵,不被动接受别人的意见,可以向权威提出挑战。护理人员要积极创造自由开放的环境,在做出决策前检验证据,在分析确定哪种意见权威可信后才接受,避免盲从。

2. 培养评判性思维的情感态度　在培养护理人员的评判性思维能力时,首先要加强其情感态度的培养,发展自信诚实、好奇执着、谦虚谨慎等个性特征。护理人员要经常反思和评估自己是否具备评判性思维所要求的情感态度。

3. 提高护理教师的评判性思维能力　护理教师的行为有很强的示范作用,能够在教学过程中影响学习者用质疑的态度、评判性思维的方法进行学习和实践,护理教师评判性思维能力的水平将直接影响到学习者评判性思维能力的培养。

（二）发展护理评判性思维能力的方法

1. 实践反思法　实践反思法是学习者在临床护理实践之后,对自己的实践过程进行反思并加以记录的方法。反思的内容如下:①患者的问题及问题依据;②临床实践或教学与学习者想象中的差异,如何评价;③临床实践中学习者观察到的行为和态度的合理性;④与患者沟通的技巧、方式及效果;⑤运用所学知识解决的临床问题;⑥实践者自身情感态度的变化;⑦实践中产生的新观点、新疑问等。通过实践反思法,护理教师可以了解学习者实践学习过程中存在的问题,进行有针对性的教学。同时,护理教师还可以对学习者的反思进行及时的反馈,重点关注学习者分析、推理、判断及得出结论的思维过程及

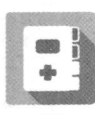

思维能力的成长状况。

2. 归纳性思维的教学模式教学法 希尔达·塔巴（Hilda Taba）于 20 世纪 60 年代创建了归纳性思维的教学模式，认为学习者只有在总结资料后才能进行归纳和综合，此法又称 Taba 教学法。Taba 教学法是建立在"护理程序"的基础上，要求教师具有较强的评判性思维能力，能借助不同的临床情况，通过选择病例、启发式提问来促使学习者积极思考，培养其观察、比较、分析、综合、推理、假设、论证的能力。该方法包括三个阶段：第一阶段为学习者对多种事物进行观察、分类；第二阶段教师通过技巧性的提问引导学习者进入分析推理的思维过程，分析原因并进行临床推理；第三阶段是学习者报告结果。

3. 概念图法 概念图法是以同化学习理论为基础，用图表来描述思维的过程，需要分析、综合、评价信息和知识来决定护理行为和干预措施。

（1）概念图由节点、连线和连接词组成：①节点即概念，用词语或符号代表；②连线用来连接各个节点，可以是单向的、双向的箭头或线段；③连接词即连线上的文字，标明节点即各概念间的关系。

（2）概念图的制作流程并没有严格的规范，一般推荐选用等级法，步骤如下：①选择一个主题，确认该主题的中心概念，将其圈起来，写在纸的中央或上方；②确定与中心概念相对的关键概念，从最一般、最概括的概念到最特殊最具体的概念进行排序，并置于恰当的位置，大致确定概念间的层级结构；③根据概念间的关系用连线进行连接，并在连线上写明连接词，标明相连的 2 个概念的关系；④在不同层级概念间进行交叉连接，从而形成概念间的网络结构；⑤修改和完善概念图。

4. 苏格拉底询问法 苏格拉底询问法由希腊哲学家苏格拉底提出，所倡导的是一种探究性质疑，该方法通过询问学习者与评判性思维相关的问题，并对问题进行思考、辨别相关信息、检验信息可靠性、质疑假设、推理问题的含义及后果并回答问题、探求新的可能答案，从而来提高个体的评判性思维能力。苏格拉底询问法询问主要包括五个方面，分别针对问题、假设、观点、理由或依据及结果进行询问（表 6-1）。

表 6-1 苏格拉底询问法询问类型及询问问题

询问类型	询问问题
针对"问题"	问题是否清楚，是否能被正确识别 这个问题很重要么？为何重要？ 该问题可以进一步详细说明么？ 怎样才能说明该问题？ 该问题是否引起其他重要问题？
针对"假设"	你似乎推断为……？为什么？ 你是否能用其他假设替代？为什么？ 这种假设有效么？
针对"观点"	其他人会对此问题有何反应？为什么？ 你如何回应……的反对意见？ 认为……的人，可能会有什么看法？ 还有其他可能吗？ ……和……的观点，哪些地方一致？哪些地方不同？
针对"理由或证据"	可用什么举例？ 你为什么这样认为？ 还需要哪些信息？ 能不能解释原因？ 你如何得出这个结论？ 是否有理由怀疑这项证据？

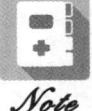

续表

询问类型	询问问题
针对"结果"	那会造成什么结果？ 那真的有可能发生吗？ 还有其他可能吗？ 可替代的方法是什么？ 可能涉及的结果是什么？

5. 采用促进评判性思维的九个问题

（1）期望达到的主要结果是什么：护理人员应清晰地描述期望在护理临床实践中观察到的主要结果，明确其思维目标。

（2）为达到主要结果，应提出哪些问题：为达到主要结果，护理人员需要提出一些相关问题，包括现存的和潜在的健康问题，并确定问题的优先顺序，再采取必要的行动去预防、控制和解决问题。

（3）在什么样的环境下：评判性思维的方法应随问题发生的时间、地点、发展情况、服务对象的背景等相关信息的不同而随时调整。

（4）需要哪些知识：具有相应的知识及技能基础时进行评判性思维的必要条件，包括与特定问题相关的知识，护理程序及其相关的知识技能，相关学科的知识。

（5）允许误差的空间有多大：临床上主要根据服务对象的健康状况和干预的风险来确定误差空间，通常允许的误差的空间很小。

（6）决策的时间有多少：临床护理决策的时间主要取决于护理问题的紧迫性及与服务对象的接触时间。当遇到一些很难做出决策的临床情境时，若时间充足，可查阅相关资源，从容思考，做出决策；若允许决策的时间不够充足，就必须运用已有知识或咨询专家以便及时实施护理措施。

（7）可利用的资源有哪些：护理人员要根据面临的情境选择恰当有用的资源，包括教科书、电子资源、论文、临床专家意见等。

（8）必须考虑哪些人的意见：在考虑问题的解决方式时，要尊重服务对象的意见，并考虑其家属、其他重要关系人、其他护理人员、相关的第三方人员的意见。

（9）影响思维的因素是什么：正确认识会影响到评判性思维的因素可帮助护理人员客观地思考。

第二节　循证护理

案例 6-2

　　李某，男，75岁，因"糖尿病"收治入院。护士小王夜班巡视病房时，发现李某在泡脚，测水温为55℃。护士认为糖尿病患者易出现末梢感觉变差，热水泡脚时水温过高容易造成烫伤，应避免热水泡脚，而李某认为热水泡脚可以促进血液循环，应该坚持泡脚。

　　具体任务：

　　（1）护士小王和李某关于热水泡脚的观念，孰对孰错？

　　（2）护士小王该采取什么方法解决遇到的问题？

循证护理从群体水平研究临床护理决策证据，以科学的事实依据指导护理临床实践。循证护理强调将护理人员的临床经验和系统的研究实证有机地结合起来，改变临床护理人员以经验和直觉为主的工作习惯和行为，是近年护理领域发展的新趋势。促进循证护理的实施，以获得科学的护理方法，为患

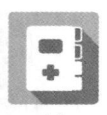

者提供更科学、更有效的优质护理服务,对提高护理学科的地位具有积极意义。

一、循证护理的概念与基本要素

(一)概念

循证护理(evidence-based nursing,EBN)是指护理人员在计划护理活动的过程中,谨慎、准确、明智地将当前所获得的最好的科研依据与其临床经验及个人技能、服务对象的价值、需求、实际情况相结合,做出恰当的临床护理决策,制定出完整的护理方案。

循证护理是循证医学(evidence-based medicine,EBM)在护理专业中的应用。1991年加拿大学者Guyatt最先提出循证医学的术语,1992年加拿大Sackett等学者对循证医学的概念进行了整理和完善,核心思想是临床医生应用现有的最佳证据,对患者的诊疗做出最佳决策。1992年流行病学家Cochrane在英国成立了世界上第一个Cochrane中心,1993年英国又率先成立了Cochrane协作网。

知识链接

循 证 医 学

循证医学是慎重、准确和明智地应用当前所能获得的最好的研究依据,同时结合医务人员的个人专业技能和多年临床经验,考虑患者的价值和愿望,将三者完美地结合起来并制订出患者的治疗措施的过程。

受循证医学思想的影响和启发,循证护理悄然兴起并迅速发展,遵循证据的观念被越来越多的护理人员所接受,循证护理的研究及实践得以相继开展。英国的约克大学于1996年1月成立了全球第一个循证护理中心,致力于循证护理的教育和培训,通过护理研究的证据转化、证据传播、证据应用来促进全球范围内循证护理的开展。该中心于1998年与麦克马斯特大学共同创办了《Evidence-based Nursing》杂志。1996年澳大利亚成立Joanna Briggs循证护理国际合作中心(JBI),是全球第二个循证护理中心,也是目前全球最大的推广循证护理的机构,同时建立了国际性的JBI循证护理中心全球协作网(JBC)。

1997年我国四川大学华西医院成立了循证医学Cochrane中心,1999年通过国际Cochrane协作网注册,成为国际循证医学Cochrane协作网的第14个中心,该中心对护理人员进行了循证护理的相关培训,为护理人员提供了解循证护理有关理论与实践知识的机会。1997年我国香港中文大学护理学院成立了亚洲第一个循证护理中心,2004年11月上海复旦大学护理学院成立我国内地第一个循证护理中心,2005年台湾的阳明大学成立循证护理中心,这3个中心均与澳大利亚JBI合作建设,致力于推广循证护理实践,进行证据转化、证据传播、证据应用,翻译并传播"最佳护理实践临床指南",以推动我国临床护理实践的发展。

(二)基本要素

循证护理包括以下四个基本要素。

1. 获得可利用的最适宜的护理研究证据　在循证护理中,其最适宜的研究证据要经过严格筛选,护理人员必须应用临床流行病学的基本理论和临床研究的方法学及有关质量评价的研究标准,对获得证据的科学性、可行性、真实性、适宜性、临床应用价值、有效性及经济性严格评价,以选出最适宜的护理研究证据。

2. 充分运用护理人员的个人技能和临床经验　临床护理人员是实施循证护理的主体,开展循证护理时,临床护理人员必须具备丰富的临床护理实践经验、熟练的临床技能、扎实的医学护理基础理论知识,才能够敏感地发现临床问题,同时还必须具备检索和评价研究论文质量的知识和技巧,才能将研究文献中的证据与临床实际问题有效结合在一起,为患者及其家庭提供科学的护理方法以及他们所需要的信息。

3. 充分考虑患者的实际情况、价值观和愿望　现代整体护理观念强调以健康为中心,从服务对象的实际情况出发为其提供个性化、人性化的护理服务,因此服务对象的需求和愿望是实施循证护理决策

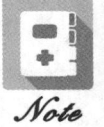

的核心。在实施循证护理的过程中,护理人员必须根据服务对象的病情不同、对疾病认知的程度、个人经历和价值观的差异、家庭背景、经济条件、是否拥有医疗保险等,分析不同对象的不同需求,寻找满足其需求的最佳诊治和护理方式。

4. 深入分析应用证据的临床情境 证据的应用必须强调情境性,在开展循证护理过程中,需要考虑拟采纳的证据的适宜性,即应用证据的实践活动与其所处的情境相适宜、相匹配的程度。

循证护理的四个基本要素必须有机地结合起来,并运用到临床护理实践中去,重视个体化、人文化的护理,护理学科才能不断地进步。

二、循证护理实践的步骤与意义

(一)步骤

循证护理的实施程序包括五个连续的过程:循证问题(evidence triggered)、循证支持(evidence supported)、循证观察(evidence observed)、循证应用(evidence based application)、检测实证结果(evidence tested)。循证护理模式针对在护理实践中发现的问题,通过权威的资料来源收集实证资料,寻找最佳的行为措施,再用批判性的眼光来评价其能否取得最佳成效,或者是否需要进一步开展研究。如此循环,以达到持续改进护理质量、优化护理服务的目的。

1. 循证问题 护理人员应首先明确需要解决的临床问题,这有助于护理人员明确需要寻找的证据、使循证目标明了、循证过程简捷。一个具体的临床问题包括四个要素,可采用 PICO 格式来构建:P(population/participants)为特定的人群,I(intervention/exposure)为干预或暴露,C(control/comparator)为对照组或另一种可用于比较的干预措施,O(outcome)为结局。每个临床问题均应由 PICO 四个部分构成。

2. 循证支持 针对循证问题,护理人员通过查阅相关文献,收集所需要的所有信息资料,得到相关的支持性证据,并对获得的证据的有效性及实用性审慎评审。

首先护理人员应根据所提出的问题检索相关的护理、医学文献,信息检索的范围应尽可能广,以获得全面的信息。由于护理学科的专业特点,护理领域的研究证据具有其独特性,证据的多元性是护理证据的基本特征。循证护理的证据来源应包含循证医学中心和权威组织提供的文献系统评价、护理临床实践指南、概述性循证资源、护理专家的意见,还可以包括正在进行的科学研究。以英国为中心的Cochran 协作网,通过全面的资料收集、统一完善的质量控制措施、规范的统计方法、及时更新和修正、对医疗护理研究进行系统评价,向医务工作者提供最优的实证资料;通过美国国立医学图书馆的医学文献检索系统(Medline),也可以迅速而全面地获得最新资料。

在收集到全面的资料信息后,护理人员要严格评价所获得的文献,对收集的证据进行严格的评鉴,主要包括对研究的内部效度和外部效度进行评价。研究的内部效度是指研究在设计和实施过程中防止偏倚和误差的程度;研究的外部效度是指研究结果的实用性及推广性。经过统计学分析处理,所得到的研究结果可以分为 3 种情况:①肯定的最佳证据,即可以推荐临床应用;②有害的或者无效的证据,即废弃或者停止使用;③难以确定的证据,即建议进一步研究待定。在循证护理中,按照 JBI 循证护理中心的证据分类方法(表 6-2)及证据推荐级别,研究者通常将研究证据按其科学性和可靠性程度分为 4 级,从Ⅰ级至Ⅳ级论证强度逐渐减弱(表 6-3)。其中来自于严谨的随机对照试验的系统评价的证据级别最高,而专家的经验意见的证据级别最低。

表 6-2 JBI 循证护理中心的证据分类方法

推荐级别	可 行 性	适 宜 性	意 义	有 效 性
A 级推荐	即刻可用,可行性强	伦理上可接受的、正当的	对改变实践可提供强有力的合理解释	应用后即可见效,推荐使用
B 级推荐	经过适当培训或一个额外资源支持后具有可行性	伦理上可接受	对改变实践提供一定的合理解释	应用后在一定程度上有效,建议使用

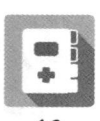

续表

推荐级别	可 行 性	适 宜 性	意 义	有 效 性
C级推荐	经过重点培训或给予额外资源后具有可行性	伦理上的可接受性尚不明确	对改变实践提供有限的合理解释	在一定程度上有效,在应用时需要特别慎重
D级推荐	经过深入培训或投入较多额外资源后具有可行性	伦理上的可接受性尚不明确	对改变实践提供较少的合理解释	在有限程度上有效
E级推荐	不具有可行性	伦理上不可接受	对改变实践不能提供合理解释	未建立有效性

表 6-3　JBI 循证护理中心的证据推荐级别

证据水平	可行性、适当性、意义	有 效 性	经 济 性
Ⅰ级证据	对研究的系统评价,结果清晰明确可信	同质性实验性研究的系统评价或具有较窄可信区间的一个或以上大样本的实验性研究	同质性评价性的系统评价,评价重要的干预方案,比较所有临床结局及成本测量,对临床敏感指标进行临床敏感性分析
Ⅱ级证据	对研究的系统评价,结果可信	类实验研究	评价重要的干预方案,比较所有临床结局及成本测量,包括对临床敏感指标进行敏感性分析
Ⅲ级证据	对研究的系统评价,结果尚可信	Ⅲa:队列研究 Ⅲb:病例对照研究 Ⅲc:没有取对照组的观察性研究	比较若干临床结局及成本测量,包括对临床敏感指标进行敏感性分析
Ⅳ级证据	专家意见、经验、观点	专家意见(缺乏严格评鉴或仅依据生理学研究/基线研究/公认原则)	专家意见(缺乏严格评鉴或仅依据经济学理论)

3. 循证观察 将所获得的科研证据总结分析后将最佳证据、护理人员的临床知识和经验、患者的需求和愿望及证据应用的临床情境相结合,制订具体的护理计划,并在小范围(如本科室)内实施试图改变的实践模式并观察其效果。

4. 应用实证 在循证支持和循证观察所获得的信息基础上,制订护理计划并实施到临床护理实践中去。这一阶段,护理人员有责任将结果及时在医院内部或在国家和地区间交流,也可以出版相关文献进行交流与推广。

5. 检测实证结果 将实证运用到临床实践中以后,必须运用自评、同行评议、评审等方式监测临床证据的实施情况和效果,也可以利用医院现有的监护仪器、治疗仪器等客观指标对护理效果进行评价,效果评价的反馈有助于提高护理研究的质量。与此同时,护理人员在应用循证护理研究的过程中,要不断地查看最新的相关研究文献,随时更新自身现有的知识和观念,有时甚至要及时调整或者终止现行的临床护理决策。

（二）意义

循证护理是一种思维方式和工作方法,开展循证护理就是以有价值的、可信的科学研究结果为证据,提出问题,寻找实证,运用实证,对患者实施最佳的护理。开展循证护理可以促使护理人员摆脱旧的护理观念,从而提高临床护理质量,对促进护理学科的发展具有积极深远的意义。

1. 促进临床决策科学化,指导护理实践 循证护理是一种观念,一种新的思维方式和工作方法,可以改变护理人员以前按照习惯或者凭借自己的经验从事临床护理实践活动的工作方式,强调在做出任何临床护理决策时,临床护理人员都应将获得的证据与自身的经验和专业知识、患者的需求和愿望、临床的初级情境相结合,转化为临床证据,做出最佳的临床护理判断,为服务对象提供最佳的护理服务,最后评价证据应用后的效果,极大地促进了科学的临床护理实践。

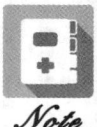

2. 促进护理科研及护理学科的发展　循证护理有自我反省、审查、同行认证等一系列方式客观准确地评价护理研究结果、科研文献质量的标准,达到标准的论文才能被列入推广应用的范畴,能极大地推动我国护理科研和论文水平的发展。循证护理实践对证据支持的重视,也促使了护理人员对护理研究的进一步重视,促进护理科研的发展,维护了护理学科发展的环境。

3. 促进卫生事业的发展　当今社会,卫生资源有限、护理人员短缺、社会人口老龄化问题日益突出,目前更多的服务对象要求深入了解自身病情并参与到医疗决策的制订之中,医疗消费者对卫生保健的需求日益增加。开展循证护理可以对现有的卫生资源进行综合评价、有效利用,减少卫生资源浪费,同时为医疗消费者提供科学、经济、有效的护理服务方式,提高护理服务质量,节约医疗卫生资源,更好地满足医疗消费者的需求。

三、循证护理实践应注意的问题

1. 提高临床护理循证实践能力的水平　在临床上,因为工作繁忙、缺乏获取新资料途径、缺乏上网技巧等原因,只有少部分护理人员能真正运用循证护理程序进行工作,相当一部分护理人员信息素养缺乏,导致循证实践能力的水平较低。因此,要想充分落实循证护理,必须加强护理人员的信息素质教育,包括信息的获取、信息的处理和信息的利用能力,并注意信息的及时更新,将最佳的证据应用于临床实践,以此确保循证护理科学高效运行。

2. 严格遵循循证护理实践的模式　循证护理强调在护理过程中提出问题,寻找有价值、可信的科学研究结果并对科研结果进行审慎系统的评价,但由于受传统经验护理模式、知识水平的限制,临床上护理人员在护理实践中严格根据循证实践模式进行工作的并不多,这会极大地影响护理实践的科学性。因此,护理教育应着力提高我国护理人员的学历层次,认识到文献质量评价的重要性,使护理人员在临床决策中将最好的研究证据应用到实践中,保证循证护理实践的质量。

3. 调整医疗管理体制,倡导行政支持　在我国的医疗管理体制中,人力资源匮乏,护理人员工作负荷重、压力大,而循证护理指导实践需要花费大量的时间来收集资料并进行严格的评价和检验,这就导致临床护理人员缺乏实践和精力从事循证工作。因此,需要调整医疗管理体制和管理方式,为护理人员提供宽松的医疗环境,提高管理者对循证护理的重视,提供一定的经济支持和丰富的信息资源,确保循证实践的有效开展。

第三节　临床护理决策

 案例 6-3

　　李某,女,27 岁,因感情纠葛自服敌百虫自杀未遂,被家人迅速送至医院急救。患者意识清楚,面色苍白,脉搏 96 次/分,呼吸 25 次/分,血压 80/56 mmHg,呕吐 2 次胃内容物。

　　请思考:

　　1. 经评估,护士应采取什么急救措施?

　　2. 急救时如若洗胃,应选择什么溶液? 禁忌何种溶液? 为什么?

　　3. 护士应重点观察患者哪些内容?

　　临床护理决策是临床护理实践的重要组成部分,护理工作总会面临各种复杂情境及突发情况,护理人员必须通过评判性思维做出正确的临床护理决策,才能满足服务对象对健康的需要。评判性思维是决策的思维基础,而决策是评判性思维的最终目的之一。培养护理人员运用临床护理决策的方法和步骤对复杂临床护理问题进行有效决策及效果评价,对提高护理服务质量有着重要的意义。

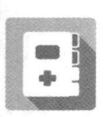

一、临床护理决策的概念与分类

（一）概念

决策是对不确定的问题,通过一些定量分析的方法,从众多备选方案中选定最优方案的过程。对于临床护理决策的定义,目前尚无统一认识。概括来说,临床护理决策(clinical nursing decision)是指在临床护理实践过程中由护理人员结合理论技能知识和实践经验对服务对象的护理做出专业决策的复杂过程。这种专业决策可以针对服务对象个体,也可以是针对服务对象群体。

（二）分类

在临床实践中,护理人员的工作环境复杂多变,服务对象情况各异,护理问题复杂,护理人员只有恰当应用评判性思维的方法及相应的循证行为,才能对服务对象的各种情况进行认真思考和合理推理,鉴别其潜在的问题,做出恰当的临床护理决策。临床护理决策包括以下三种类型。

1. 确定型临床护理决策 确定型临床护理决策是指护理人员在事件结局完全确定的情况下做出的决策。

2. 风险型临床护理决策 风险型临床护理决策是指护理人员在事件结局不能肯定,但其概率可以估计的情况下做出的临床护理决策。风险型临床护理决策有3个基本条件:①存在两种以上结局;②可以估计自然状态下事件的概率;③可以计算不同结局的收益和损失。

3. 不确定型临床护理决策 不确定型临床护理决策是指护士在事件结局未定且相关事件的概率也不能确定的情况下做出的临床护理决策。这种决策类型依赖于决策者的临床经验和主观判断。

二、临床护理决策的影响因素与步骤

（一）影响因素

临床护理决策影响因素主要包括三个方面,分别为个体因素、环境因素和情境因素。

1. 个体因素 护理人员在临床决策中,价值观、知识、经验及个性特征都决定了其感知和思维方式,因而面对服务对象的问题做出不同的决策。

（1）价值观:决策过程是基于价值观的判断。护理人员在临床实践中应清楚地认识到个人的价值观和信念会影响临床决策的客观性,在收集信息、处理信息、产生备选方案、选定最终方案的过程中,护理人员都应注意避免根据自己的喜好和风险倾向进行决策。

（2）知识和经验:在临床护理决策过程中,护理人员自身的知识基础和既往经验都会影响其评判性思维能力及临床护理决策能力。因此,护理人员必须具备基础科学、人文科学和护理学的知识,灵活运用所学知识及先前决策经验,以便在应对复杂的临床护理问题时做出合理科学的护理决策。

（3）个性特征:护士的个性特征如自信、公正、独立等都会影响到临床护理决策的实施。例如,自信独立的个性有利于临床护理决策的实施,而过于独立自信就会忽视与他人的合作,对临床护理决策产生不利影响。

2. 环境因素 周围的环境因素,包括物理环境和人文社会环境,都会影响到护理人员的临床护理决策,其中,物理环境因素包括病房设置、温度、湿度等,人文社会因素包括机构政策、护理专业规范、人际关系等。护士要善于运用周围环境中有益于进行临床护理决策的因素,克服或避免周围环境中不利因素对临床护理决策的影响。

3. 情境因素

（1）与护士有关的情境因素:护理人员应对所处情境中的信息进行深入了解,在决策过程中,自身状态及对相关信息的把握程度都会影响到临床护理决策。一定程度的应激及由此产生的心理反应能促进个体积极准备,做出恰当的临床护理决策。但是过度的焦虑、应激或身心疲惫,注意力难以集中,就会阻碍决策过程甚至影响决策的正确性。

（2）与决策本身有关的因素:临床护理决策过程涉及很多因素,包括服务对象的症状、体征和行为

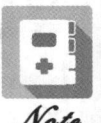

反应,护理干预及决策周围的环境特征等。这些因素本身具有的不确定性、因素自身的变化、各因素之间的相互影响和干扰,都决定了决策本身的难度。

（3）决策时间的限制:决策时间的限制要求护理人员在限定的时间内进行决策,而护理工作的性质决定了其必须快速地做出决策。但是如果时间限制太紧,会使护理人员在匆忙之中做出不合适的决策。

（二）步骤

护士在临床护理决策过程中,为了达到最佳决策目的,应根据临床护理决策的步骤,明确服务对象的问题所在,制订目标,选择并实施方案。

1. 明确问题　明确问题是合理决策、正确解决问题的前提。在进行临床护理决策时,护理人员要与服务对象进行有效沟通,密切观察病情、获取足够的信息,全面了解服务对象的问题出现的时间、地点、发生情况、处理方法、采取该处理措施的依据等,以明确服务对象所面临的问题并运用评判性思维对问题进行分析。

2. 陈述目标　护理人员在进行临床护理决策时,一旦明确了问题,就应该陈述所做的临床护理决策要达到的解决目标。护理人员要根据服务对象的实际情况对决策目标进行排序,确定优先等级,并做出达到每项目标的具体评价标准,其中最重要的目标应最先关注,并获得主要的结果。

3. 选择方案　护理人员要进行临床护理决策,首先要充分收集信息及有用证据,再运用评判性思维寻找各种可能的解决方案,接着对这些方案正确评估,与服务对象充分沟通合作,权衡备选方案的利弊,最后再选择最佳方案。

4. 实施方案　护士在选择出问题解决的最佳方案后,要制订相应的详细计划来执行该决策。在此过程中,护理人员还应注意制订相应的计划预防、减少或克服在方案实施过程中可能出现的问题。

5. 评价和反馈　在方案实施过程中或实施后,护士要对实施方案进行评价和检验,验证其效果及达到预期目标的程度。

三、临床护理决策能力的培养与发展

在复杂的临床环境中,要对服务对象做出合理的临床护理决策,除了应用护理程序等基础的护理框架外,还要积极培养护理人员评判性思维能力,发展其循证护理能力,帮助护理人员掌握临床护理决策的各种相关技巧和方法。

1. 培养护理人员的评判性思维能力　具体内容详见本章第一节。

2. 发展循证护理能力　循证护理针对护理实践的整个过程,依据科学研究的结果做出科学的决策,可帮助护理人员更新专业观,改进工作方法。同时循证护理顺应了医疗卫生领域有效利用卫生资源的趋势。循证护理的实施可促进临床护理实践的科学性和有效性,为科学有效地制订临床护理决策提供了依据和方法。护理人员应加强信息检索的能力,提高对信息的分析能力,并积极将科研的证据与自身的临床知识经验及服务对象的需求相结合,以做出最佳的护理决策。

3. 发展临床护理决策能力的其他策略

（1）遵守政策和法规:护理人员应学习与诊疗护理相关的政策和法规,如相关的协议、政策、操作步骤、临床路径等,并以此为依据指导和规范自己的行为,做出更好的临床护理决策。

（2）熟练运用护理程序、护理技能:在临床护理决策过程中,提高护理人员运用护理程序的能力和技巧及护理技能的熟练程度,都有利于临床护理决策的正确实施。

（3）学会运用其他资源:在临床工作中,护理人员除了日常的学习和工作外,还应学习他人的智慧,如向专家、教师、同事等虚心请教,以提高自己的临床护理决策能力。

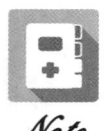

小 结

　　本章主要介绍了评判性思维的概念、标准、构成、应用和发展,循证护理的概念、基本要素、步骤、意义及其应注意的问题,临床护理决策的概念、分类、影响因素、步骤、培养与发展的方法。其中,重点内容包括评判性思维的概念、循证护理的概念、循证护理包含的四个基本要素、临床循证问题的四个要素(PICO)和 JBI 循证护理中心的证据分类方法及证据推荐级别、临床护理决策的概念和步骤。难点是评判性思维能力、循证护理和临床护理决策能力的培养和应用。同学们在学习时应抓住重点和难点,采用归纳法、小组讨论法、案例分析、实践反思等多种学习方法,培养评判性思维能力和临床护理决策能力,以达到在复杂的临床护理环境中,能够运用评判性思维做出恰当临床护理决策的目的。

（王　蓉）

直通护考
扫码答题

第七章　护理程序

PPT 课件

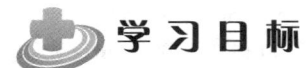

学习目标

掌握:掌握护理程序及护理诊断概念;护理程序的步骤;护理评估、护理诊断、护理计划的内容;能够正确书写护理诊断、护理目标;护理实施、护理评估的工作内容;能够正确实施护理措施。

熟悉:护理诊断与医疗诊断的区别;判断护理诊断、护理目标的正误。

了解:护理程序的发展史。

案例 7-1

患者李某,女,39 岁。当天上午在烈日下田间劳作 3 小时后,突感头晕,头胀、头痛、恶心。回家后出现发热、面红、心慌、气短而入院。查体:体温 40.0 ℃,呼吸 24 次/分,脉搏 126 次/分,血压 96/62 mmHg,神志不清,呼之不醒,颜面潮红;心率快、律齐。护士小王接诊患者。

具体任务:

(1) 护士小王应收集哪些资料? 分别列出主观资料和客观资料。

(2) 上述情境中患者存在的主要护理问题有哪些?

(3) 请根据上述病例,针对患者的健康问题列出相应的护理诊断。

(4) 根据首优问题制订护理计划。

护理程序是一种系统而科学地安排护理活动的工作方法,包括全面评估及分析服务对象生理、心理、社会、精神及文化等方面的需要,根据需要制订相应的护理计划并加以实施、评价其护理效果,从而使服务对象得到完整的、连续的、适应个体需要的护理。护理程序体现了护理专业的独立性和科学性,为护理学科理论指导实践发展奠定了基础。

第一节　概　　述

护理程序是将理论运用于实践的一种确认问题和解决问题的科学的工作方法,有助于引导护士在工作中做出有效的判断,确认服务对象现存的或潜在的健康问题,制订出符合服务对象需求的护理计划,合理安排护理活动,并通过其健康状况的改变确定护理措施是否有效。学习护理程序可帮助护士以系统科学的方法满足服务对象的健康需求,从而提高护理质量。

一、护理程序的发展史

1955 年,美国护理理论学家莉迪亚·海尔(Lydia Hall,1906—1969)首先提出护理程序是一种观察、测量、收集资料及分析结果的科学工作方法。继海尔之后,美国护理学家约翰逊(Johnson,1919—1999)、奥兰多(Orlando,1926—2007)、威登贝克(Wiedenbach,1900—1998)等尝试将护理程序描述为三

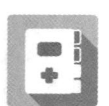

个步骤,但具体内容各异。约翰逊将护理程序分为评估、决定及行动。奥兰多首次使用了"护理程序"一词,认为护理程序包括患者行为、对护士的反应及护理行动。而威登贝克则将护理程序分为识别、行动及评价,首次将评价纳入护理程序中。1967年,美国护理学家海伦·尤拉(Helen Yura,1929—2015)确定护理程序包括评估、计划、实施及评价四个步骤。1973年,美国护理学家盖比(Gebbie)在护理程序中加入了护理诊断,使护理程序成为五个步骤。1973年,美国护士会(ANA)规定护理程序包括评估、诊断、计划、实施及评价五个步骤,并将其列入护理实践标准。1982年,美国注册护士执照考试将护理程序纳入考试大纲。1984年,美国医疗机构认证联合委员会要求医疗机构以护理程序的方式记录护理全过程。

1994年,美籍华裔学者袁剑云来华讲座,将系统化整体护理概念引入中国,全国部分的医院开始建设以护理程序为核心的护理方式,至今我国护理工作者正在努力探索和实践以护理程序为理论指导的系统化整体护理的工作方法。

二、护理程序的概念

护理程序(nursing process)是一种有计划、系统、科学的工作方法,目的是确认和解决服务对象对现存或潜在健康问题的反应。护理程序是一个综合性、动态性、决策性和反馈性的工作过程。综合性是指要用多学科的知识来处理服务对象对健康问题的反应;动态性是指根据服务对象健康问题的不断变化随时提出并调整护理措施;决策性是指针对服务对象的健康问题采取护理措施;反馈性是指实施护理措施后的效果又反过来决定和影响下一步护理计划的制订。因此,护理程序是以促进和恢复人类健康为目标的一系列护理活动,包括评估服务对象的健康状况、列出护理诊断、制订护理计划、实施护理计划及对护理的效果进行评价。

护理程序由护理评估、护理诊断、护理计划、护理实施和护理评价五个步骤组成,五个阶段互相作用,又具备各自的功能,其目标为满足服务对象的健康需求,提高护理质量。

三、护理程序的特点

1. 目标性 护理程序以识别并解决服务对象的健康问题及对健康问题的反应为特定目标,全面计划及组织护理活动,其目的是满足服务对象生理、心理、精神、社会、文化等方面的整体需求,帮助其达到符合自身状况的最佳健康状态。

2. 个体性 护理程序主要特征为根据服务对象具体情况和需求设计护理活动。由于服务对象的健康问题不同,要达到的预期目标也不同,护理活动也因此有所差别。

3. 科学性 护理程序体现了现代护理学的理论观点,并运用其他学科相关理论,以需要层次理论、信息论等为理论基础。

4. 系统性 护理程序以系统论为理论基础,指导护理工作的各个步骤系统而有序地进行,每一项护理活动都是系统中的环节,保证了护理活动的连续性、完整性。

5. 动态性 护理程序的运用并非限于某特定时间,当服务对象情况发生变化时,护理诊断、护理计划应随之进行调整。

6. 互动性 在运用护理程序过程中,需要护士与服务对象、医生及营养师等其他人员密切合作,以全面满足服务对象的需求。

7. 普遍性 护理程序适合在任何场所为服务对象安排护理活动。无论服务对象是个人、家庭还是社区,无论护士的工作场所是医院、家庭、社区,还是养老机构、妇幼保健站、康复中心,都可应用护理程序组织工作。这种有目的、有计划的科学工作方法,为实施整体和高质量护理提供了保证。

四、护理程序的相关理论基础

护理程序是在吸收多学科理论成果基础上构建而成,这些理论相互联系、相互支持,共同为护理程序提供理论支持,同时又在护理程序实践过程中的不同阶段、不同方面发挥特有的指导作用。

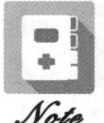

1. 系统论 系统论最早于 20 世纪 20 年代由美籍奥地利生物学家路德维希·贝塔朗菲提出。20 世纪 60 年代后,系统论得到广泛应用,是护理程序的理论框架。

护理程序以满足服务对象身心需要、恢复或促进健康为目标,要求将服务对象看作一个具有多要素的系统来整体认识,注意各要素的关系和相互作用,重视整体与环境的关系。护理程序作为一个开放系统,与周围环境相互作用。护理程序中的输入为服务对象的健康状况、护士的知识与技能水平、医疗设施等,经过正确评估和科学决策,制订出最优的护理计划并实施;护理程序中的输出为实施护理措施后服务对象的身心状况和健康水平,评价预期目标的实现程度,并进行信息反馈。若护士能够全面准确地收集资料,做出符合实际情况的护理诊断,制订出周密细致的护理计划,并深入落实各项护理措施,达到预期目标,护理程序即终止;反之,若由于资料收集不全或不准确,诊断不对,计划不周详,或护理措施落实有偏差,导致预期目标未达到,则需要重新收集资料,修改护理计划及实施的过程,直至达到预期目标为止。

2. 控制论 控制论于 1948 年由美国数学家诺伯特·维纳首先提出,是研究动物和机器中控制及通信的规律,即各种开放系统的控制规律的科学。控制论可应用于任何系统,主要研究系统行为的操纵控制和反馈调节,即研究系统在何种条件下处于稳定状态,采取何种措施可使系统稳定,以及如何使系统从一种稳定状态向另一种所期望的稳定状态过渡。

黑箱是控制论中的一个重要概念,是指那些既不能打开箱盖,也无法从外部观察内部状态的系统。黑箱方法是指只通过考察系统外部,分析系统的输入、输出及其动态过程,通过研究对象的功能及行为推断系统内部结构和机制。将这种方法引入护理程序中,服务对象相当于不打开的黑箱系统,通过观察其外部功能、行为是否达到预期目标,进行信息反馈,控制调节系统的再输入,直到系统输出的功能及行为达到预期目标。

3. 其他理论 在运用护理程序过程中,还需要引用其他理论,如需要层次理论、压力与适应理论、成长与发展理论、信息论以及解决问题论等。这些理论在护理程序的不同阶段、不同方面发挥着独特的指导作用。

第二节 护理评估

护理评估是护理程序的第一步,是指系统而有计划地收集服务对象生理、心理、社会、精神和文化等方面资料,对资料加以整理与分析,以明确服务对象的健康问题。护理评估是护理程序的基础,护理评估是否全面、准确直接影响护理诊断的准确性及护理计划的制订和实施。

一、护理评估的概念、内容和方法

(一)护理评估的概念

护理评估(nursing assessment)是指有系统、有组织地收集资料,并对资料加以整理与分析的过程,目的是明确服务对象所要解决的健康问题。护理评估是一个动态、循环的过程,贯穿于护理程序各个步骤,既是确立护理诊断和实施有效护理措施的基础,也是评价护理效果的参考。

(二)护理评估的内容和方法

评估内容应包括服务对象生理、心理、社会、精神及文化等方面的整体资料,对所收集到的各种资料应进行详细客观的记录。

1. 评估的内容 在进行护理评估时,护士需要全面了解服务对象对健康问题的生理、心理、社会、文化、经济等各方面的反应。内容主要包括一般资料、生活状况和自理程度、健康评估资料及心理社会状况等。

(1)一般资料:①服务对象姓名、性别、年龄、职业、民族、婚姻状况、文化程度、住址等。②此次住院

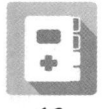

的情况:主诉、现病史、入院方式、医疗诊断及目前用药情况。③既往史、家族史、有无过敏史。④对健康的预期:对治疗方案、家庭照顾方案、治疗结果等的预期。

(2) 生活状况及自理程度:①饮食型态:饮食种类、营养搭配及摄入、食欲、咀嚼及吞咽功能。②睡眠休息型态:睡眠情况、休息后的体力恢复情况以及是否需要辅助睡眠。③排泄型态:排便、排尿情况以及是否有排便异常。④健康感知与健康管理型态:保持健康的能力及寻求健康的行为、生活方式、保健知识及遵从医嘱的情况,对疾病的认知情况。⑤活动与运动型态:生活自理能力、活动能力、活动耐受力的情况及躯体有无活动障碍。

(3) 健康评估:评估内容包括生命体征、生长发育情况、各系统的生理功能及认知感受型态等。①神经系统:意识状态、定向力和语言能力。②皮肤及黏膜:皮肤的颜色、温度、湿度、弹性、完整性、伤口外观、眼睛和口腔黏膜等。③呼吸系统:呼吸的节律、频率,有无呼吸困难及咳嗽、咳痰情况,呼吸方式及呼吸音是否正常等。④循环系统:心率、心律、心音,组织有无水肿,脱水及足背动脉搏动情况等。⑤消化系统:有无消化道症状如恶心、呕吐、腹痛、腹胀等反应,腹部有无肌紧张、压痛、反跳痛,有无造瘘口、引流管,是否通畅,引流液的颜色、性质及量等。⑥性生殖系统:月经周期及月经量是否正常,外阴、阴道及乳房有无异常,性生理及心理情况等。⑦肌肉骨髓系统:骨骼发育情况、活动能力、活动耐受力、步态等。⑧认知感受型态:服务对象的感受性如有无疼痛、眩晕、麻木、瘙痒等;感觉(如视觉、听觉、嗅觉、味觉、触觉)有无异常;认知过程(如思维活动、记忆能力等)有无障碍。

护士在收集资料时应详细询问服务对象相关资料,如发病时间,症状是突然出现还是逐渐出现的,是否持续存在,持续时间,部位、强度等信息。例如,一位患者描述其感到疲乏,护士应询问患者活动中或运动后疲乏是否加剧,是在某一特定时间出现还是持续存在,有无其他加剧或减轻疲乏的行为或因素等。

(4) 心理社会评估:①自我感知与自我概念型态:有无焦虑、恐惧、沮丧、愤怒等情绪反应;有无负罪感、无用感、孤独无助感、自我否定等心理感受。②角色与关系型态:体现了服务对象的支持系统,如就业状态、角色问题和社交状况。③应对与压力耐受型态:近期有无重大生活事件,应对能力、应对方式、应对的效果及社会支持系统等。④价值信念型态:包括人生观、价值观及宗教信仰等。

2. 评估的方法

(1) 交谈:通过与服务对象和家属的交谈来收集有关服务对象健康状况的信息,是收集主观资料的最主要方法,同时也有助于与服务对象建立起相互信任的关系。交谈前护士应回顾患者既往病史和现病史,并事先考虑可能影响交谈效果的因素。初步交谈依照护理评估框架系统有组织地收集资料,如入院病史采集可采用列表方法逐条询问。护士还需根据初步交谈的结果,针对其中不明确或有疑问的地方进行进一步询问,以澄清观点,明确问题及其相关因素。交谈时护士应注意运用沟通技巧,对一些敏感性话题应注意保护服务对象的隐私。

(2) 观察:借观察者的感官有目的地收集有关服务对象的资料,通常与交谈或健康评估同时进行,也可单独进行。观察是一个连续的过程,护士与患者初次接触即可观察到患者的外貌、步态、体位、个人卫生、精神状态等情况。住院期间,护士通过对患者的连续性观察,有意识地收集与护理诊断相关的证据,及时地做出恰当的反应,观察实施护理措施后的效果,观察证实或澄清主观资料。因此,护士应特别注意服务对象的非言语表现。例如,有些妇产科服务对象不愿透露个人隐私,很难通过交谈获得相关信息,护士应善于观察,通过服务对象说话时表情、动作等各种细节,获得有关健康状况的信息。

(3) 健康评估:健康评估是收集客观资料的方法之一。护士运用视诊、听诊、叩诊、触诊、嗅诊等方法,对患者进行全面的体格检查,以了解患者的阳性体征,确立护理诊断,从而制订护理计划。护士应掌握体格检查的技能及相关知识,具体方法及内容详见《健康评估》。

(4) 查阅文献:包括服务对象的病历、各种护理记录及有关文献等。

除以上收集资料的方法外,也可以用心理测量及评定量表对服务对象进行心理社会评估。

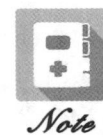

二、资料的分类和来源

（一）按照资料的来源划分

1. 主观资料 服务对象对自己健康状况的认知和体验,包括知觉、情感、价值、信念、态度、对个人健康状态和生活状况的感知,通常无法被具体的观察或测量,如患者描述头晕和胸闷时会说"我感觉越来越疼""我真有些害怕"等。主观资料的来源可以是服务对象本人,也可以是其家属、重要影响人或其他医疗人员。

2. 客观资料 护士通过观察、会谈、体格检查和实验室检查等方法获得的有关服务对象健康状况的资料,如口唇发绀、水肿、血压升高、体重下降等。

当护士收集到主观资料和客观资料后,应将两者加以比较和分析,以证实资料的准确性。如:服务对象自述未饮酒,但护士可闻到其呼吸中有酒精味道;服务对象自述不痛,但护士可观察到服务对象眉头皱起、拳头紧握,测量脉搏加快。当主观资料与客观资料不一致时,护士需小心判断,必要时进一步收集其他资料以了解情况。

（二）按照资料的时间划分

1. 既往资料 与服务对象过去与健康状况相关的资料,包括既往病史、治疗史、过敏史等。如过去手术经验、吸烟史、常用避孕方法、血糖状况等。

2. 现在资料 与服务对象现在健康状况有关的资料,如现在的血压、脉搏、睡眠、饮食、排便状况等。

护士需要将既往资料和现在资料结合起来比较分析。例如,一名 32 岁患者现测量脉搏为 88 次/分,属于正常范围,但该患者过去 10 年脉搏都在 50 次/分左右,现在的脉搏状况提示护士需特别注意。

（三）资料的来源

1. 服务对象 服务对象是资料的最佳来源。只要服务对象意识清楚、精神稳定,非婴幼儿,就应通过交谈、观察、健康评估等方法来获取资料,包括服务对象的主诉、肢体语言、行为、健康需求、既往史和现病史、日常活动的改变等资料。急性期患者虽然意识清楚,但往往不能提供很准确的信息,需要护士结合其他资料进一步核实。服务对象的年龄、语言沟通能力及注意力决定其参与评估及提供资料的程度。

2. 家属及重要影响人 对意识不清、精神状态不稳定、语言障碍的服务对象及婴幼儿,其家属或重要影响人是获取资料的重要来源。当患者病情危重或在急诊情况下,家属及重要影响人可能成为资料的唯一来源。即使服务对象能够提供资料,但当资料需要澄清时,家属及重要影响人都是很好的资料来源。重要影响人包括主要照护者及对服务对象的健康有重大影响者,如父母、配偶、兄弟姐妹、其他亲戚、朋友、同事等。家属及重要影响人既可提供额外补充资料,也可验证患者本身提供的资料是否正确,如患者是否按时服药,睡眠、饮食如何等。部分家庭关系紧张的服务对象并不希望护士询问家庭成员,护士应尊重服务对象的意见。

3. 其他医务人员 主要是指共同或曾经参与照护服务对象的医疗成员,包括其他护士、医师、营养师、康复师、药剂师等。例如,对于住院患者,会有不同级别的医师去诊疗,有护士照顾他,有药剂师、营养师与其接触沟通。因此,其他医务人员也是很好的资料来源。

4. 病历和记录 病历有服务对象既往病史和现有健康情况,如症状、病程及治疗等信息,也有许多辅助检查的客观资料,如 X 线、实验室检查报告等。社区记录包括社区卫生记录和儿童预防接种记录等。病历和记录上已有资料不需重复询问,只有存在疑问时才需澄清。

5. 医疗护理文献 护理学及其他相关学科的文献可为服务对象的病情判断、治疗和护理提供理论依据。

三、护理评估的步骤

护理评估分为收集、核实、整理、分析和记录资料五个步骤。

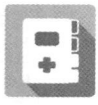

1. 收集资料 收集资料是护士系统、连续地服务对象健康状态信息的过程,收集可根据医院设计的入院患者护理评估单(附录 A)进行。

2. 核实资料

(1)核实主观资料:主观资料常来源于服务对象的主观感受,因此,不可避免地会出现一定偏差,如服务对象自觉发热,而测试体温却在正常范围。核实主观资料是运用客观方法进一步验证主观资料。

(2)澄清模糊资料:如果在资料收集整理过程中,发现有些资料内容不够完整或不够确切,应进一步进行取证和补充,以保证资料的完整性及准确性。例如,一位患者对护士说我最近总是咳嗽。此时护士应询问有关咳嗽的详细资料,如咳嗽的频率和持续时间,诱发或终止咳嗽的因素,以及是否伴有咳痰。如果伴有咳痰,还需了解痰液的性状、颜色及痰量等。

3. 整理资料 整理资料是将收集的资料进行归纳、分类,以找出服务对象的护理需求,确定护理问题。资料可按美国社会心理学家马斯洛的人类需要层次理论、美国护理理论学家戈登的 11 种功能性健康型态,或 NANDA 的人类反应形态分类法 II 进行诊断分类。

(1)按马斯洛需要层次进行整理分类:主要包括生理的需要、安全的需要、爱与归属的需要、尊重的需要及自我实现的需要。

(2)按戈登的 11 种功能性健康型态整理分类:主要包括健康感知-健康管理型态、营养-代谢型态、排泄型态、活动-运动型态、睡眠-休息型态、认知-感知型态、角色-关系型态、自我认识-自我概念型态、性-生殖型态、应对-压力耐受型态、价值-信念型态。

(3)按 NANDA 的人类反应型态分类法 II 进行诊断分类(附录 B):主要包括促进健康、营养、排泄、活动/休息,感知/认知、自我感知、角色关系、性、应对/应激耐受性、生活准则、安全/防御、舒适、成长/发展。

4. 分析资料

(1)检查有无遗漏:将资料进行整理分类后,应仔细检查有无遗漏,及时补充,以保证资料的完整性和准确性。

(2)找出异常:收集资料的目的在于发现服务对象的健康问题。因此护士应掌握常用指标的正常值,将所收集到的资料与正常值进行比较,并在此基础上进行综合分析,以发现异常的情况。

(3)找出相关因素和评估危险因素:对于评估中发现的异常资料,应找出其相关影响因素。有些资料虽然目前还在正常范围,但是由于存在危险因素,若不及时采取预防措施,以后很可能会出现异常,损害服务对象的健康。

护理评估通过收集服务对象的健康资料,对资料进行组织、核实和分析,确认服务对象对现存的或潜在的健康问题或生命过程的反应,为做出护理诊断和制订护理计划提供依据。

5. 记录资料 记录资料是护理评估的最后一步,目前无统一格式,一般可根据收集资料时的分类方法,自行设计表格记录。记录时应遵循全面、客观、准确、及时的原则,并符合医疗护理文件书写要求。

第三节 护理诊断

护理诊断是护理程序的第二步,是在评估的基础上对所收集的健康资料进行分析,从而判断服务对象现存的或潜在的健康问题及引起健康问题的原因。

一、护理诊断的概念

1990 年,北美护理诊断协会(North American Nursing Diagnosis Association,NANDA)提出并通过了护理诊断的定义:护理诊断(nursing diagnosis)是关于个人、家庭、社区对现存的或潜在的健康问题及生命过程反应的一种临床判断,是护士为达到预期的结果选择护理措施的基础,这些预期结果应能通

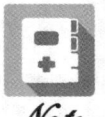

过护理职能达到。

　　护士可通过对服务对象的评估,判定其健康问题,通过护理职能解决或缓解问题。因此,护理诊断是护士执行其独立性功能的表现,但并不能涵盖所有护理活动,如遵医嘱给服务对象用药。

知识链接

护理诊断的发展历史

　　护理诊断的概念于 1950 年由美国护理学家路易斯·麦克迈纳斯(Louise McManus,1896—1993)首先提出。1953 年美国护理学家维吉尼亚·弗莱(Virginia Fry,1929—2013)认识到护理计划中应包括护理诊断这一步骤,并强调护士应充分发挥独立性功能。当时,护理界的许多同仁及其他健康科学工作者对护理诊断一词持有异议,直到 1973 年,美国护士会出版的《护理实践标准》一书才将护理诊断纳入护理程序,并授权在护理实践中使用。同年在美国全国护理诊断会议上,提出了护理诊断的基本框架,并成立了全国护理诊断分类小组,旨在对现行的护理诊断方法给予推广、考察和确认。之后,有关护理诊断的文献迅速增加,美国各级医疗机构开始使用护理诊断。1982 年 4 月召开的第五次会议因有加拿大代表参加,而将分类小组改名为北美护理诊断协会(NANDA)。2003 年 NANDA 为体现护理诊断在全球的广泛应用,更名 NANDA-International(NANDA-I)。

　　目前医疗文件及护理教材已使用护理诊断或护理问题来描述患者的健康问题,护理问题和护理诊断既有区别也有联系。护理诊断特指 NANDA 体系中所列出的条目,有明确的名称、定义、诊断依据和相关因素等要素。然而护士在临床工作中遇到的部分健康问题无法用 NANDA 体系中的护理诊断加以描述。新发现的护理问题经过广泛讨论和严格论证可能发展为护理诊断,也可能被证实为错误或重复的问题。NANDA 每两年召开一次会议,修订和增补一系列护理诊断,最近一次修订是 2014 年。

二、护理诊断的组成部分

　　护理诊断有四个组成部分:名称、定义、诊断依据和相关因素。

(一) 名称

　　每一项 NANDA 公认的护理诊断都有其特定名称。名称(label)是对服务对象健康状况的概括性描述,常使用改变、受损、缺陷、无效或有效等特定描述语,如清理呼吸道无效、躯体移动障碍、知识缺乏等。使用 NANDA-I 认可的护理诊断名称有利于护士之间的交流和护理教学的规范。

(二) 定义

　　NANDA 在经过临床实践确认后,对每个护理诊断做出明确的定义。定义(definition)是对名称的一种清晰的、准确的表达,并以此与其他护理诊断相鉴别。每一个护理诊断都具有其特征性定义。例如,组织完整性受损的定义为角膜、皮肤或黏膜组织破损或机体结构受到侵害(切口、皮肤溃疡、角膜溃疡或口腔破损)。

　　有些护理诊断的名称虽然十分相似,但仍可通过定义中彼此的差异而区分开。如:功能性尿失禁的定义是个体处于由于无能力或难以及时到达卫生间而尿失禁的一种状态;反射性尿失禁的定义是个体在没有排泄意识或膀胱不满胀的感觉下不自觉排尿的一种状态。虽然二者都是尿失禁,但前者诱因可能是躯体移动障碍或环境因素,后者诱因可能是由于脊髓损伤、肿瘤或感染引起的反射弧水平以上神经冲动传输障碍导致无法抑制的膀胱收缩。因此,确定护理诊断时必须对诊断的定义有充分的认识从而加以鉴别。

(三) 诊断依据

　　诊断依据(defining characteristics)是指做出护理诊断的临床判断依据,明确诊断依据是做出正确

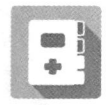

护理诊断的前提,常为患者所具有的一组症状和体征及相关病史,也可以是危险因素。对于潜在的护理诊断,其诊断依据则是危险因素。

根据诊断依据在特定诊断中的重要程度可将其分为主要依据和次要依据。主要依据是指形成某一护理诊断所必须具有的一组症状和体征及有关病史,是诊断成立的必要条件。次要依据是指在形成诊断时,多数情况都会出现的症状、体征及病史,对诊断的形成起支持作用,是诊断成立的辅助条件。如:体液不足的主要依据是经口摄入液体量不足;摄入与排出呈负平衡;体重减轻;皮肤或黏膜干燥。体液不足的次要依据是血清钠升高;尿量减少或过量排尿;尿浓缩或尿频;口渴、恶心或食欲缺乏等。

(四) 相关因素

相关因素(related factors)是指引发服务对象健康问题的原因或情境,护士要制订出有针对性的预期目标和护理计划,必须明确护理诊断的相关因素。常见的相关因素包括以下几个方面。

1. 病理生理方面 与病理生理改变有关的因素,如体液不足的相关因素可能是腹泻。

2. 心理方面 与服务对象的心理状况有关的因素,如活动无耐力可能由疾病后服务对象处于较严重的抑郁状态引起。

3. 治疗方面 与治疗措施有关的因素,如语言沟通障碍的相关因素可能是使用呼吸机时行气管插管所致、便秘可能是由药物的副作用引起。

4. 情境方面 环境、情境等方面的因素(包括陌生环境、压力刺激等),如睡眠型态紊乱可能与住院环境改变有关、角色紊乱可能是由服务对象患病后各种角色出现冲突所致。

知识链接

护理诊断的组成举例

1. 名称 清理呼吸道无效。

2. 定义 个体无法清除呼吸道内分泌物,处于气道受阻的状态。

3. 诊断依据 ①主要依据:咳嗽无效、无咳嗽或偶尔咳嗽;痰液过多,不能排出呼吸道内分泌物。②次要依据:呼吸音异常;呼吸速率、节律、深度异常;发绀;不安;双眼睁大。

4. 相关因素 ①环境因素:烟雾、吸烟、二手烟。②气道阻塞:气道痉挛、慢性阻塞性肺疾病、黏液过多、气道异物、支气管壁增生、人工气道。③病理生理因素:气道高敏、哮喘、感染、神经肌肉损伤等。

---

5. 年龄方面 在生长发育或成熟过程中与年龄有关的因素,如婴儿、青少年、中年、老年各有不同的生理、心理、社会、情感等方面特征。

三、护理诊断的类型与陈述方式

(一) 护理诊断的类型

针对健康问题的性质可将护理诊断分为现存的护理诊断、潜在的护理诊断、健康的护理诊断、综合的护理诊断四种类型。护士需结合服务对象实际情况,明确不同类型的护理诊断,才能制订出满足个体需要的护理计划。

1. 现存的护理诊断(actual nursing diagnosis) 对服务对象进行评估时所发现的当前正存在的健康问题或反应的描述,如体温过高和睡眠型态紊乱等。

2. 潜在的护理诊断(risk nursing diagnosis) 对易感的服务对象的健康状况或生命过程可能出现反应的描述,又称危险的护理诊断。服务对象目前尚未发生问题,但若危险因素持续存在,不进行预防处理就可能会发生健康问题。潜在的护理诊断要求护士有预见性,能够识别危险因素,预测可能出现的问题。例如,手术后患者存在有感染的危险,昏迷躁动的患者有受伤的危险。

3. 健康的护理诊断(wellness nursing diagnosis) 对个体、家庭或社区服务对象具有的达到更高健康水平潜能的描述。健康的护理诊断表示服务对象目前具有的健康行为,健康的护理诊断目的是强化

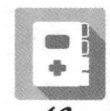

这些健康行为,帮助健康人促进健康。例如,一位母亲的护理诊断为母乳喂养有效,护士应帮助这位母亲坚持母乳喂养的良好行为。

4. 综合的护理诊断(syndrome nursing diagnosis) 一组由某种特定的情境或事件所引起的现存的或潜在的护理诊断。例如,强暴创伤综合征是指受害者遭受违背意愿的、强迫的、粗暴的性侵犯后所表现的持续适应不良反应,包括情感反应,多种身体症状,生活方式发生紊乱的急性期和生活方式重塑的长期过程等。

(二)护理诊断的形成及陈述

护士运用自身的专业知识、经验确定服务对象的需求,做出正确的护理诊断,并正确陈述护理诊断,可通过以下步骤形成护理诊断。

1. 感知问题 护士通过回顾并分析所收集到的资料,发现异常情况或确定服务对象的需求。如果护士采用护理分类系统整理资料,可更为快捷地找出护理问题。

2. 排除过程 护士不断对比分析患者资料,确定病因及相关因素,排除不准确的护理诊断。如果难以选择,护士可以通过回答以下几个问题获得提示:这些症状和体征说明什么问题? 服务对象有什么需要? 哪些护理措施可以帮助他? 如何降低这些护理措施的风险?

3. 综合数据 有些护理问题由多种原因造成,护士需综合考虑患者的整体资料,确定护理诊断的相关因素,并提出假设。例如,某产妇在分娩过程中出血较多,且由于宫缩疼痛导致其恶心、呕吐、进食减少。因此,护理诊断应为"体液不足:尿色深、口唇干燥、血压降低,与出血、呕吐、进食减少有关"。

4. 验证假设 查询 NANDA-I 体系中护理诊断的详细信息,将患者评估资料中可能的病因、相关症状和体征与 NANDA-I 护理诊断的诊断依据、相关因素/风险因素对比分析,确定护理诊断的正确性。

5. 陈述护理诊断 护理诊断的陈述包括三个要素:①P—健康问题(problem),指服务对象现存的和潜在的健康问题。②E—原因(etiology),指导致服务对象健康问题的直接因素、促发因素或危险因素。疾病的原因一般比较明确,而健康问题的原因往往因人而异,如失眠,其原因可能有焦虑、饥饿、环境改变、体位不舒适等,而且不同的疾病可能有相同的健康问题。③S—症状或体征(symptoms or signs),指与健康问题有关的症状或体征。

6. 护理诊断 其陈述方式主要有以下三种。

(1)三部分陈述:PES 公式,多用于现存的护理诊断,如"营养失调(P):肥胖(S),与进食过多有关(E)"。

(2)两部分陈述:PE 公式,多用于潜在的护理诊断,只有护理诊断名称和相关因素,而没有临床症状和体征。如"有皮肤完整性受损的危险(P):与长期卧床导致局部组织受压有关(E)",也可作为三部分陈述简化症状和体征(S)的描述。

(3)一部分陈述:只有 P,多用于健康的护理诊断,如"执行治疗方案有效(P)"。

以上三种陈述方式中,两部分陈述的 PE 公式最为常用。

四、护理诊断与医疗诊断的区别

护理诊断和医疗诊断虽同为诊断,但功能却大不相同。护理诊断描述服务对象对其现存的或潜在的健康问题的反应,护士根据护理诊断可制订出符合服务对象需求的护理计划,帮助其适应和改善所面临的健康问题;而医疗诊断则代表医生基于病史、症状、体征、实验室检查及病程所确立的疾病名称,可用来作为医疗团队治疗疾病的依据。二者的区别如表 7-1 所示。

表 7-1 护理诊断与医疗诊断的区别

项 目	护 理 诊 断	医 疗 诊 断
临床判断对象	对个人、家庭及社区的健康问题或生命过程反应的临床判断	对个体病理生理变化的临床判断
描述内容	描述个体对健康问题的反应	描述一种疾病

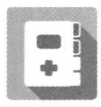

续表

项　目	护 理 诊 断	医 疗 诊 断
问题类型	现存的或潜在的	多是现存的
决策者	护士	医疗人员
职责范围	护理职责范围内	医疗职责范围内
适用范围	个体、家庭、社区的健康问题	个体疾病
数量	同时可有多个	只有一个
稳定性	随健康状况变化而改变	一旦确诊不会改变

在临床实践中,护士常遇到无法独立解决的护理问题,不能做出合理的护理诊断。因此,1983年琳达·卡本尼图提出了合作性问题的概念。她认为护士需要解决的问题可分为两类:一类经护士直接采取措施可以解决,属于护理诊断;另一类需要护士与其他健康保健人员,尤其是医生共同合作解决,属于合作性问题(详见附录C)。

合作性问题需要护士承担观察病情的职责,同时应用医嘱和护理措施预防或减少并发症的发生。合作性问题的陈述方式是潜在并发症:××××。如"潜在并发症:心律失常"。潜在并发症的英文缩写PC,因此,可简写成"PC:心律失常"。

并非所有并发症都是合作性问题。若并发症可通过护理措施预防和处理,属于潜在的护理诊断。例如,"小儿腹泻存在有皮肤完整性受损的危险:与排泄次数增多及排泄物刺激有关",护士可通过做好臀部皮肤护理,避免红臀及局部皮肤破损。若并发症不能由护士预防和独立处理,处理决定来自医护双方,护理措施的重点是监测病情变化,则属于合作性问题。监测是指持续地收集相关资料以评价患者的健康状况变化与否,故监测不能改变患者状况或预防问题的发生。例如,艾滋病患者机体免疫功能低下,护理措施无法预防其发生肿瘤,护士针对这一问题应提出"潜在并发症:肿瘤",护士的主要职责是严密观察病情变化。再如,妊娠期高血压妇女可能发生"潜在并发症:胎盘早剥",护士无法预防,只能严密观察病情,积极配合治疗,做好终止妊娠的准备与护理。

五、书写护理诊断的注意事项

(1)使用统一的护理诊断名称,所列名称应明确、简单、规范,便于护士之间的交流与探讨。

(2)列出护理诊断应包括生理、心理、社会、精神及文化各方面健康问题。一个护理诊断针对一个健康问题,一个患者可有多个护理诊断,并随病情发展而变化。

(3)避免用症状或体征代替护理诊断。例如,某患者大便次数增多,呈黄色稀水样便,伴明显口渴、尿量减少。其护理问题应是"体液不足:与腹泻造成体液丢失有关",而不是将腹泻、少尿等表现当作护理诊断。

(4)护理诊断应明确相关因素,因为护理措施多是针对相关因素制订。同样的护理诊断可因相关因素不同而实施不同的护理措施。如"便秘:与背部受伤引起排便时疼痛有关""便秘:与心力衰竭所致缺氧造成肠蠕动减弱有关",虽然两者诊断相同,但护理措施不同。

(5)护理诊断"知识缺乏"的陈述方式较特殊,其陈述方式为"知识缺乏:缺乏××的知识",如"知识缺乏:缺乏妊娠期保健的知识"。

(6)避免使用可能引起法律纠纷的语句,例如,将一个长期卧床患者的护理诊断书写为"皮肤完整性受损:与护士未及时给患者翻身有关""有受伤的危险:与病房照明不足有关",可能会引起法律纠纷,对护士造成伤害。

(7)避免价值判断,如"卫生不良:与懒惰有关""社交障碍:与缺乏道德有关"等。

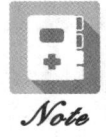

第四节 护 理 计 划

护理计划(nursing planning)是护理程序的第三步,是护理过程中的具体决策过程,是护士在评估及诊断的基础上,综合运用多学科知识,对护理服务对象的健康问题、护理目标及护士所要采取的护理措施的一种书面说明,通过这一步骤,可以使护理活动有组织、有系统地进行,以满足护理服务对象的具体需要。

一、护理计划的目的、意义和种类

(一) 护理计划的目的和意义

1. 指导护理活动 护理计划按照健康问题的主次顺序进行组织和排序,使护理活动更加有目标、有组织,是护士满足护理服务对象需要的行动指南。

2. 实现个体化护理 护理计划针对护理服务对象的健康问题制订,目的是解决护理服务对象对健康问题的反应,满足其独特的需要。因此,护理计划可保障为护理服务对象提供个体化护理。

3. 有利于护士之间的沟通 护理计划可帮助各班次护士之间进行沟通,保证护理活动的连续性和协调性。

4. 提供护理评价的标准 确定预期目标是护理计划的重要步骤。预期目标既可为护理活动指明方向,又可为护理评价提供依据。

5. 增进护患关系 鼓励护理服务对象参与制订护理计划,在调动他们积极配合的同时,增进护患关系。

6. 提高护士的业务水平和能力 制订护理计划,要求护士综合运用医学、护理学、人文社会科学知识,以及评判性思维技能,促进护士业务水平和能力的提高。

(二) 护理计划的种类

护理计划从护士与护理服务对象初次接触开始,至护理服务对象离开医疗机构终止护患关系结束,其类型可分为入院护理计划、住院护理计划和出院护理计划。

1. 入院护理计划 护士经入院评估后对护理服务对象制订的综合的护理计划,评估资料不仅来源于书面数据,而且来源于护理服务对象的身体语言和直觉信息。现在住院期有逐渐缩短的趋势,因此计划应在入院评估后尽早开始,并根据情况及时修改。

2. 住院护理计划 护士根据评估资料和护理服务对象对护理的反应,制订个体化的住院护理计划,其目的如下:①确定护理服务对象的健康状况是否发生改变,为交班后护士提供连续的护理服务提供依据;②排列本班护理活动的优先顺序;③判断本班需要解决的核心问题;④协调护理活动,宜一次护理活动解决护理服务对象多个问题。

3. 出院护理计划 出院护理计划是住院护理计划的延续,是总体护理计划的重要组成部分,始于患者入院,贯穿于整个住院期间,直至患者出院。以满足护理服务对象的需要为基础,根据评估的资料,推测如何满足其出院后的需要并制订相应的计划。

二、护理计划的制订过程

护理计划的制订包括四方面的内容:①排列护理诊断的优先顺序;②确定预期目标;③制订护理措施;④护理计划的书写。

(一) 排列护理诊断的优先顺序

当护理服务对象出现多个护理诊断/问题(包括合作性问题),需要先对这些护理诊断/问题进行排

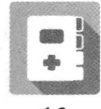

序,以便根据问题的轻、重、缓、急来安排护理工作。护理问题在优先次序上可分为首优问题、中优问题和次优问题三类。

1. 首优问题　那些对生命威胁最大,需要立即解决的问题,如"心输出量减少""气体交换受损""清理呼吸道无效""严重体液不足"等问题。在紧急情况下,尤其是急危重症患者,可同时存在多个首优问题。

2. 中优问题　那些虽然不直接威胁生命,但对护理服务对象在精神上和躯体上造成极大痛苦,严重影响其健康的问题,如"急性疼痛""压力性尿失禁""体温过高""有受伤的危险""焦虑""恐惧"等问题。

3. 次优问题　那些个人在应对发展和生活变化时所遇到的问题,这些问题与特定的疾病或其预后并不直接相关,如"社交孤立""疲乏""精神困扰"等问题。这些问题往往不很急迫,但并非不重要,同样需要护士给予帮助,以便护理服务对象达到最佳健康状态。

护理诊断的优先顺序在疾病的全过程中不是固定不变的,而是随病情的发展而变化。

4. 排列护理诊断顺序应遵循的原则

(1)按照马斯洛需要层次理论排序:马斯洛的人类基本需要层次理论认为,人只有生理的需要得到满足后,才能考虑更高层次的需要。因此,生理的需要未被满足的问题应优先得到解决,如与呼吸有关的"气体交换受损"、与食物有关的"营养失调"、与排泄有关的"尿潴留"等。当这些问题得到一定程度的解决后,护士可以将工作重点转移到满足更高层次需要的问题上。

(2)考虑护理服务对象的主观需求:由于护理服务对象是人,他们最清楚自己的主观需求,在与治疗、护理原则不冲突的情况下,排序应尽可能将护理服务对象的认知情况纳入其中,优先考虑解决他们认为最迫切的问题。

(3)排序不是固定不变的:随着护理服务对象病情的变化,威胁生命的问题得以解决,生理的需要获得一定程度的满足,即当首优问题解决后,中优问题或次优问题可以上升为首优问题。

(二)确定预期目标

预期目标,是指护理服务对象通过接受照护之后,期望能够达到的健康状态或行为的改变。预期目标针对护理诊断而提出,是选择护理措施的依据,也是评价护理措施的标准。

1. 预期目标的种类　根据实现预期目标所需时间的长短可分为短期目标和长期目标。

(1)短期目标:指在较短的时间内(几小时或几天)能够实现的目标,一般适合住院时间较短、病情变化快者,如"2天内患者能顺利咳出痰液""3天后患者可下床行走50 m"等。

(2)长期目标:指需要相对较长时间(数月或数周)能够实现的目标。长期目标常需要护士针对一个长期存在的问题采取连续性的干预才能解决,如"化疗期间患者不发生感染"等。长期目标由于时间周期较长,护理服务对象难以看到护理成果而容易丧失信心,往往被分解为几个短期目标来实现。例如,长期目标为"3个月内体重下降10 kg",这个目标的达成需要一系列的"1周内体重下降1 kg"的短期目标来实现。

2. 预期目标的陈述方式　预期目标的陈述包括5个要素,分别为主语、谓语、行为标准、条件状语、评价时间。

(1)主语:指护理服务对象或其生理功能或机体的一部分,如护理服务对象的体重、体温、皮肤等,有时护理服务对象在目标陈述中充当主语时,可被省略。

(2)谓语:指主语将要完成且能被观察或测量的行为。

(3)行为标准:指主语完成该行为将要达到的程度。

(4)条件状语:指主语完成该行为所处的条件状况,但并非所有目标陈述都包括此项。

(5)评价时间:指主语在何时达到目标中陈述的结果,这一要素可以督促护士帮助护理服务对象尽快达到目标。

例:

3天后	患者	借助双拐	行走	50 m
评价时间	主语	条件状语	谓语	行为标准
出院前	患者	每隔一日	排出	成形软便
评价时间	主语	条件状语	谓语	行为标准

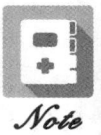

3. 确定预期目标的注意事项

（1）预期目标应以护理服务对象为中心：预期目标陈述的是护理服务对象的行为，而非护理活动本身，更不是描述护士的行为或护理措施。例如，"住院期间教会患者使用胰岛素笔"是不正确的，应该为"出院前患者能够演示正确使用胰岛素笔的方法"。

（2）预期目标应具有明确的针对性：一个预期目标只能针对一个护理诊断，一个护理诊断可有多个预期目标。因此，一个预期目标中只能出现一个行为动词，若出现多个行为动词，则会无法判断目标是否实现。例如，2 天内患者能实施有效咳嗽并每天饮水 1500 mL，可以多设几个目标，以保证每个目标只有一个行为动词。

（3）预期目标应切实可行：预期目标应有据可依，而且是护理服务对象能力范围内所能达到的，因此制订目标时，应充分考虑护理服务对象的生理、心理、认知、文化及支持系统等情况。

（4）预期目标应具体便于评价：预期目标应可观察或可测量，目标中的行为标准应具体，避免使用含糊、不明确的词语。例如，"3 日内患者排便习惯正常"应改为"3 日内患者每日排便一次且不费力"。

（5）预期目标应有时间限制：预期目标应注明具体的时间，如"2 小时后""5 日内""出院前"等，为确定评价时间提供依据。

（三）制订护理措施

护理措施是帮助护理服务对象实现预期目标的具体实施方法，护理措施的制订必须针对护理诊断，结合护理服务对象的具体情况，运用评判性思维与护理专业知识和实践经验做出决策。

1. 护理措施的分类

（1）独立性护理措施：指护士不依赖医嘱，而是运用护理知识和技能可独立完成的护理活动。如：进行皮肤护理，指导腹部手术后患者咳嗽时保护切口；提供健康教育和咨询，提供心理支持等。

（2）合作性护理措施：指护士与其他医务人员共同合作完成的护理活动，如护士与营养师一起制订符合护理服务对象病情的饮食计划。

（3）依赖性护理措施：指护士执行医嘱的护理活动，如遵医嘱给药、诊断性检查的准备工作等。执行依赖性护理措施时并非机械地执行，同样要求护士具备一定的知识和技能。如：遵医嘱给药要求护士掌握药物的分类、剂量、药理作用及副作用等；诊断性检查前要与患者沟通并在检查后告知患者结果等。

2. 制订护理措施的注意事项

（1）护理措施应具有科学依据：护理措施的科学依据来源于各个学科，包括自然科学、社会科学、行为科学及人文科学等。护士应根据最新最佳的科学依据，结合护理服务对象实际情况，制订恰当的护理措施。禁止将无科学依据的措施用于护理服务对象。

（2）护理措施应具有针对性：护理措施针对预期的护理目标而制订，一个预期目标可以通过几项护理措施来实现。

（3）护理措施应切实可行：选择护理措施不仅要从护士数量、业务水平、医院设施、设备的实际情况出发，而且要考虑护理服务对象的病情、年龄、性别、体力、认知水平、愿望及要求等。

（4）护理措施应保证护理服务对象的安全：护士为护理服务对象提供护理过程中，应考虑护理服务对象的病情和耐受能力，保证其生理安全和心理安全。

（5）护理措施应具体细致：护理措施的描述应准确、明了，以利于护理同一护理服务对象的其他护士正确执行护理措施。制订时应参阅其他医务人员的病历记录，意见不一致时应协商达成共识。

（6）鼓励护理服务对象参与护理措施的制订：鼓励护理服务对象及其家属参与制订护理措施，能使其乐于接受与配合，保证护理措施实施的最佳效果。

（四）护理计划的书写

护理计划是将护理诊断、预期目标、护理措施等各种信息按照一定规格组合而成的护理文件。护理计划的书写有利于医疗团队成员之间的沟通，便于分配工作时间与资源，并有助于提高护理质量。

护理计划明确了护理服务对象健康问题的轻、重、缓、急及护理工作的重点，确定了护理工作的目标，制订了实现预期目标的护理措施，为护士解决护理服务对象的健康问题提供了行动指南。

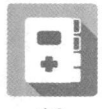

三、护理计划的格式和内容

标准的护理计划是根据临床实践经验，推测出在某一特定护理诊断或健康状态下护理服务对象的共性问题，由此而形成的护理计划表格。护士只需在一系列护理诊断中勾画与护理服务对象有关的护理诊断，按标准计划去执行。每个医疗机构护理计划的书写格式不尽相同，内容一般包括日期、护理诊断、预期目标、护理措施、效果评价等内容（表7-2）。

表7-2 护理计划单

姓名_____ 科别_____ 病室_____ 床号_____ 住院号_____

日期	护理诊断	预期目标	护理措施	效果评价	签名

第五节 护 理 实 施

护理实施（nursing implementation）是护理程序的第四步，是将护理计划付诸实践的过程。此阶段需要护士具备丰富的专业知识，熟练的操作技能和良好的人际沟通能力，以保证护理服务对象得到高质量的护理服务。通过实施，可以解决护理问题，并可以验证护理措施是否切实可行。

一、实施的过程

实施的过程包括实施前思考、实施前准备、实施过程和实施后记录4个步骤。

（一）实施前思考

在护理实施前，要求护士思考以下问题，即"4W1H"。

1. 做什么（What） 评估护理服务对象目前的情况，回顾已制订好的护理计划，以保证计划的内容与护理服务对象目前的情况符合，并且是科学的、安全的。护士每一次接触护理服务对象，可实行多个针对不同护理诊断的护理措施。因此在实施前护士应将这些护理措施组织起来，以保证正确有序的执行。

2. 谁去做（Who） 确定护理措施是护士自己做，还是与其他医务人员共同完成，一共需要多少人。一旦制订好护理计划，可由下列几种人员完成。

（1）护士本人：由制订护理计划的护理人员付诸行动。

（2）其他医务人员：包括其他护理人员、医生和营养师等。

（3）患者及其家属：有些护理措施，需要护理服务对象及其家属参与完成。

3. 怎么做（How） 护士应思考实施过程中需要哪些技术和技巧，并回顾技术操作、仪器操作的过程，还应考虑在沟通交流过程中可能遇到的问题及应对方法。

4. 何时做（When） 根据护理服务对象的具体情况、健康状况等，选择执行护理措施的适当时间。

5. 何地做（Where） 确定实施护理措施的场所也十分必要，尤其对于涉及患者隐私的操作，更应注

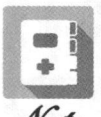

意环境的选择。

（二）实施前准备

1. 重新评估　由于护理服务对象的健康状况不断发生变化，护理评估应贯穿于护理程序全过程。护士与护理服务对象的任何接触都有可能收集到与其相关的健康状况资料，如果这些资料具有临床意义，护理计划就需要重新审视并加以修改。当护士满足护理服务对象的需求后也应该修改护理计划，重新评估护理服务对象。因此，在护理实施前，护士必须重新评估。

2. 审阅和修改　在执行护理措施之前，应核对护理服务对象的健康状况，注意所制订的护理计划是否适合护理服务对象现阶段的情况与临床情境，护理诊断是否需要改变，预期目标是否合适。如果发现护理计划与护理服务对象的情况不符合，需要立即修改护理计划。

3. 分析所需知识和技能　随着科学技术的发展，护士常需要使用新的设备和技术，如果实施护理措施所需专业知识、认知技能、人际交流技能、操作技能等存在欠缺，应及时补充，必要时查阅资料或请教他人，弥补不足。

4. 预测可能的并发症及预防措施　护士应凭借自己的专业知识和工作经验，充分评估和预测实施过程中可能出现的并发症及存在的危险因素，采取必要的预防措施。例如，糖尿病患者行腹部大手术后伤口可能愈合缓慢，有发生伤口裂开的危险，护士应做好伤口护理，指导患者避免增加伤口张力。

5. 组织资源　在实施护理措施前，护士要根据预期目标和护理计划，准备人力资源和环境资源。人力资源包括医护人员、家属及重要影响人。制订措施时必须充分评估他们在知识、技能、时间、经济能力等方面能给护理服务对象提供帮助的能力。环境资源准备也要根据护理服务对象的具体情况和预期目标而定。例如，涉及患者隐私问题时，应选择较为私密且不被打扰的时间和地点。

（三）实施过程

（1）将所计划的护理活动加以组织和落实。

（2）执行医嘱，保持医疗和护理有机结合。

（3）解答护理服务对象及家属的咨询问题。

（4）及时评价实施的效果及护理质量，观察病情，处理突发急症。

（5）继续收集资料，及时、准确地完成护理记录，不断补充和修正护理计划。

（6）与其他医务人员保持良好关系，做好交班工作。

（四）实施后记录

1. 护理记录的内容　包括实施护理措施后护理服务对象和家属的反应及护士观察到的效果，护理服务对象出现的新的健康问题与病情变化、对其采取的治疗和护理措施，护理服务对象的身心需要及满足情况、各种症状和体征、对其器官功能的评价，护理服务对象的心理状态等。

2. 护理记录的方法　临床护理记录的方式很多，下文主要讨论常用的几种方法。

（1）SOAPIE 格式：按照主观资料（S）、客观资料（O）、评估（A）、计划（P）、干预（I）、评价（E）的格式进行记录。它是以护理诊断为基础，根据每一个问题做出护理干预措施的书面计划。SOAPIE 格式的记录包括以下几个方面。

① 主观资料（S）：护理服务对象、家属或相关人员所提供的资料。

② 客观资料（O）：对护理服务对象进行客观检查获得的资料，包括体格检查或行为反应。

③ 评估（A）：护士对所收集的主观和客观资料进行整理分析后的资料。

④ 计划（P）：将要对护理服务对象实施的治疗和护理措施。如果每天的计划是重复的，则不必在每天的记录表格里书写。

⑤ 干预（I）：实际执行的护理措施。

⑥ 评价（E）：护理措施实施后，对护理服务对象及护理服务对象存在问题的评价。

（2）PIO 格式。

① 健康问题（P）：护理服务对象现存的和潜在的健康问题。

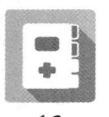

② 措施（I）：护士为解决护理服务对象的问题而采取的措施。

③ 结果（O）：采取护理措施后的效果。

（3）DAR 格式：记录护理实施的另一种常用方法，它不同于以问题为基础的记录方法，而是强调要点，记录中包括资料、措施和反应。

① 资料（D）：支持所陈述要点的资料或护士对护理服务对象观察所获得的相关资料。

② 措施（A）：针对要点所立即采取的或将要采取的措施，以及对目前所实施计划的评价。

③ 反应（R）：护理服务对象对治疗或护理措施的反应。

（4）APIE 格式：又称评估、问题、干预、评价（APIE）表格记录方法，是一种系统记录护理过程和护理诊断的方法，具体内容包括以下几个方面。

① 评估（A）：每班护士均在上班时对护理服务对象进行全面评估，并将评估结果记录在护理记录中。

② 问题（P）：列出护理服务对象存在的健康问题，是 APIE 表格记录方法中重要的组成部分。

③ 干预（I）：为解决护理服务对象存在的问题而采取的护理措施。

④ 评价（E）：记录护理措施实施的结果，包括护理服务对象的反应，以确定护理措施是否有效，以及护理效果是否有进展。

护士在护理实施中需详细记录护理程序的实施过程，上述几种记录方式在美国等西方国家已被护士广泛采用，我国护理界将根据有关法律规定及护理专业组织的具体要求建立相应的记录标准。护理实施是落实护理计划的实际行动，计划实施后护理服务对象的健康状况是否达到预期结果，下一步的护理活动应如何进行，还需要护理评价来完成。

二、实施护理计划的常用方法

1. 操作 护士运用各种相应的护理技术执行护理计划，如皮肤护理、雾化吸入、静脉输液、心肺复苏等操作。

2. 管理 护士将护理计划的先后次序进行排序，必要时委托其他护士或医务人员执行护理措施，确保护理活动的有效进行，使护理服务对象最大限度地受益。有些护理活动并不直接针对某种护理服务对象，如急救车的维护、医院环境的控制、物资的供应等。

3. 教育 护士需评估护理服务对象对信息的需求及影响其接受信息能力的相关因素，如文化因素、社会因素等，对护理服务对象及其家属进行疾病的预防、治疗、护理等方面的教育，指导护理服务对象及其家属进行自我护理或协助护理服务对象的护理。

4. 咨询 当护士提供健康咨询的服务时，不仅要解除护理服务对象对健康问题的疑问，还要合理运用沟通技巧为其提供心理支持，帮助其认识并管理现存的压力，以促进健康。

5. 记录与报告 详细记录护理计划的执行情况及病情的变化情况，及时向医生报告患者出现的身心反应、病情的进展情况。

三、实施过程中的注意事项

1. 贯彻"整体"观念 护理活动的核心是整体的人，在实施护理措施时应全面考虑患者各方面的情况，如信仰、价值观、年龄、健康状况等，以尽可能适应患者的需要。例如，进行饮食营养方面的健康教育时，需要考虑患者有无特殊的个人习惯或宗教信仰。

2. 注意安全性 护理措施必须要保证患者的安全性。例如，为患者做口腔护理时，动作要轻柔，以免损伤患者的口腔黏膜。

3. 注重科学性和灵活性 护士不要机械地实施护理措施，应合理组织护理活动，而且要将病情观察和收集资料贯穿于其中，对病情变化及时做出判断，灵活实施护理措施。

4. 注重互动 护理服务对象的合作有助于提高护理活动的效率，因此，护士在实施护理活动过程中应注意与护理服务对象的交流和沟通，鼓励其积极主动地参与护理活动，并给予适时的教育、支持和

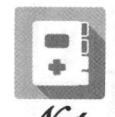

安慰。

5. 明确医嘱,不盲目实施　护士在执行医嘱时,应明确其意义并反复核对,对有疑问的医嘱应该澄清后再执行。

第六节　护理评价

护理评价(nursing evaluation)是护理程序的最后一步,是按照预期目标所规定的时间,将护理后护理服务对象的健康状况与预期目标进行比较并做出评定和修改。护理评价是一种有计划、有目的和持续进行的护理活动,并非要到最后才能评价。

一、护理评价的目的和意义

1. 了解护理服务对象对健康问题的反应　护理的主要功能是帮助护理服务对象处理对健康问题的反应。护士通过护理评价,可以了解护理服务对象目前的健康状态,以及生理、心理和行为表现是否向有利于健康的方向发展。

2. 验证护理效果　通过护理评价,可以了解实施各项护理措施后,护理服务对象的需要是否得到满足,健康问题是否得到解决,预期目标是否达到。

3. 调控护理质量　护理评价是护理质量调控的重要方法。通过对护理工作的自我评价、同行评价等,不断改进护理服务内容和方法,以达到提高护理质量的目的。

4. 为科学制订护理计划提供依据　护理评价可以了解护理诊断是否正确、预期目标是否合适、护理措施执行情况及各种护理措施的优点和缺点等。护士通过对护理评价的记录,为科学制订护理计划提供依据,为护理研究和发展护理理论提供资料。

二、护理评价的过程

(一) 建立评价标准

计划阶段所确定的预期目标可作为护理效果评价的标准。预期目标对评价的作用有以下两个方面:①确定评价阶段所需收集资料的类型。②提供判断护理服务对象健康资料的标准。例如,预期效果如下:①每天液体摄入量不少于 2500 mL;②尿液排出量与液体摄入量保持平衡;③残余尿量低于 100 mL。根据以上预期目标,任何一名护理人员都能明确护理评价时所应收集资料的类型。

(二) 收集资料

护士可根据评价标准和评价内容,通过直接访谈、检查、评估护理服务对象,访谈家属及翻阅病例等方式收集相关主客观资料。护理评估与护理评价两者收集资料的方法相似,但目的不同,前者是将收集的资料与正常值相比,以确定护理问题;后者是将收集的资料与预期目标做比较,确定已知的问题是否改善、恶化或未发生改变。

(三) 评价预期目标是否实现

用预期目标陈述中所规定的时间期限,将执行措施后护理服务对象出现的反应与预期目标进行比较,衡量护理服务对象的反应是否达到预期的效果。目标的实现程度有 3 种:①预期目标完全实现;②预期目标部分实现;③预期目标未实现。

例如,预期目标为"患者一周后能行走 50 m",1 周后的评价结果如下:

① 患者已能行走 50 m——目标实现。

② 患者能行走 20 m——目标部分实现。

③ 患者拒绝下床行走——目标未实现。

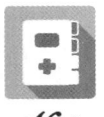

为便于护士之间的合作与交流,护士在对预期目标实现与否做出评价后,应记录结论,包括评价结论及支持资料,然后签名并注明评价的时间。

(四)重审护理计划

1. 分析原因 在评价的基础上,对目标部分实现或未实现的原因进行分析,找出问题所在。可询问的问题包括:

(1)所收集的基础资料是否真实、全面、准确?

(2)护理诊断是否正确?

(3)预期目标是否合适?

(4)护理措施是否有针对性且得到有效落实?

(5)护理服务对象及家属是否能积极配合?

(6)病情是否已经改变或有新的问题发生?原定计划是否失去了有效性?

2. 重新评估 对护理服务对象的健康问题重新评估后,做出全面决定。一般有以下四种可能。

(1)继续:护理问题仍然存在,预期目标与护理措施恰当,计划继续进行。例如,患者术后2日能借助双拐下床行走50 m,虽未完全达到预期目标,但问题正在解决中,可继续实施当前的护理计划。

(2)停止:问题已经解决,停止采取护理措施。例如,糖尿病患者能够完成自行正确注射胰岛素的预期目标,护士可停止有关胰岛素注射方法的健康教育。

(3)取消:潜在的护理问题若未发生,通过进一步收集资料,确认后取消。例如,术后需卧床1周的患者存在有皮肤完整性受损的危险。经过1周的护理后,患者并未出现皮肤完整性受损,该护理问题可取消。

(4)修订:目标部分实现或未实现,对诊断、目标、措施中不适当之处加以修改。对出现的新问题,在再次收集资料的基础上做出新的诊断和制订新的预期目标与措施,进行新一轮循环的护理活动,直至最终达到护理服务对象的最佳健康状态。

3. 合作性问题的评价 由于合作性问题是由医生和护士共同干预以达到预期目标,如果目标没有达到或进展不显著,并不能说明护理计划或干预措施不合理。

三、护理评价与护理程序中其他步骤的关系

护理评价虽然是护理程序的最后步骤,但并不代表必须到护理的最终阶段才能评价。实际上,从收集资料开始,评价就不停地进行。护理评估阶段,要评价患者现在的资料同以前的资料相比有无改变,通过不同途径收集的资料之间有无矛盾;护理诊断阶段,要评价所做诊断是否有足够的资料支持;护理计划阶段,要评价所制订的预期目标是否准确,护理措施是否科学、是否针对了相关因素;护理实施阶段,要评价实施护理措施后患者的反应,从而判断护理计划是否适合患者的需要。由此可见,护理评价贯穿于护理程序的始终。

知识链接

中医护理程序的概念解读

我国的护理学专业开始是由西方传入,现临床上也使用西方护理程序或中西医结合护理程序为患者提供照护。中医护理是我国中医学的重要组成部分,有鲜明的护理特点和原则,但针对中医护理学科而言,其不仅要体现中医学的精髓,而且需要更加完善的中医护理程序来满足患者的照护需求。

中医护理程序是从中医整体观出发,通过四诊收集有关疾病发生、发展资料,对疾病进行分析,对所得信息归纳推理,按照中医的辨证得出所属何病、何证,进行科学评估,从而提出护理诊断或健康问题,遵循护理原则,制订相应的护理计划和所需采取的护理措施,并对施护的每个环节和步骤进行反馈的动态过程。中医护理程序的实质是将整体观、辨证观贯穿在施护的全过程中。

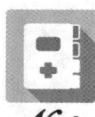

Note

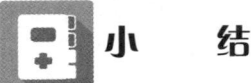 小 结

　　本章是本教材的重点章节,知识点细小繁杂,在护士执业资格考试中出题较多,且在临床护理工作中应用广泛。

　　护理程序是现代护理学发展到一定阶段,在新的护理理论基础上产生和不断发展的结果,是经过临床验证的工作方法。通过本章的学习,使学生能够掌握护理程序的相关概念,并能根据护理诊断确定护理目标,正确制订护理计划,在未来的临床护理工作中熟练运用护理程序的评估、诊断、计划、实施、评价五个步骤为护理服务对象提供有计划、个体性、高质量的护理服务,以解决患者的健康问题,满足患者的健康需求。

(马月　任素娟)

直通护考
扫码答题

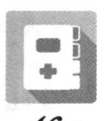

第八章 健康教育

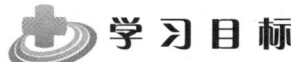

学习目标

掌握:健康教育的方法及应用;不同健康教育模式的内容及应用。

熟悉:健康教育程序;知-信-行模式及内容。

了解:健康教育的概念;护士在健康教育中的作用。

健康是人的基本权利,是人类宝贵的财富,是人类社会生存和发展的基础。健康教育是一项全民性教育活动,护理人员的重要职责之一是通过健康教育激发公众的健康保健意识,使其改变不良的生活习惯与方式,建立有利于健康的行为,掌握自我保健的方法和技巧,形成良好的行为和生活方式,提高人类健康水平。学习健康教育的知识,有助于护士了解健康教育的理论知识与技巧,选择最佳的教育方法与途径,提高健康教育的效果,提高全人类的健康水平。

第一节 概　述

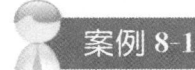 案例 8-1

患者,男,46 岁,企业销售总监。长期饮食不规律,吸烟饮酒,应酬较多。门诊体检发现高血压和高血脂,拟以"高血压病"收治入院。住院初期患者一直认为自己病情轻无须住院,放心不下公司的工作,晚上依然加班应酬。责任护士小王发现后,耐心与其沟通,安心进行治疗。通过一系列治疗,患者病情稳定,医生已开出院医嘱,但此时患者却不愿出院,担心出院后血压不能很好地控制,不能有效控制饮食,也担心因生活习惯不规律而造成进一步伤害。

具体任务:

根据该患者的具体情况,分析影响患者健康的因素有哪些? 进行健康教育时应遵循哪些原则?

健康是人类追求的永恒目标。健康教育是一项以提高全民健康水平为目的的教育活动与社会活动,是健康促进的组成要素之一。明确健康教育的相关概念,理解健康教育的目的、意义及原则,是提高护士健康教育重要性的认知、增强护士健康教育能力的重要前提。

一、健康教育的发展简史

(一) 世界健康教育的发展

世界健康教育的发展与社会和医学的发展同步,可以分为三个阶段。

1. 医学阶段(20 世纪 70 年代以前)　此阶段重视疾病的治疗而忽略预防保健,一般的卫生知识宣

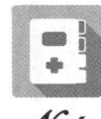

传是健康教育的主要内容及手段。18—19世纪,人类发现了传染病病原体,传染病是此阶段人类健康的最大威胁。生物医学模式在此阶段形成,在生物医学模式指导下,对重大传染病及其致病菌采用消毒、灭菌和预防接种及相应的社会措施,有效降低了传染病的发病率和死亡率,实现了预防医学的革命。但此阶段,人们对疾病的认识相对比较片面与局限,医疗实践和健康教育活动从人的生物学特性出发,未重视心理与社会因素,忽视公众自我维护健康的能力。

2. 行为阶段(20世纪70—80年代) 此阶段是在新的医学模式指导下开展针对不良生活方式的健康教育。随着社会经济的发展,人民生活水平的提高,疾病谱也发生了改变。传染病已不再是威胁人类健康及生命的主要疾病,恶性肿瘤、脑血管疾病、心脏病、呼吸系统疾病、消化系统疾病、精神疾病等与社会环境、心理状态、生活和行为方式密切相关的疾病已逐渐成为危害健康的主要因素。在发达国家,与生活方式有关的疾病造成的死亡率占总死亡率的70%～80%。1977年,美国罗彻斯特大学教授恩格尔提出了新的医学模式,即生物-心理-社会医学模式。此模式引入行为危险因素的观点,即不良生活方式是导致疾病的危险因素,该观点为健康教育的发展奠定了基础。

3. 社会环境阶段(20世纪80年代后) 此阶段是从宏观角度认识健康与疾病,从改变个体生活方式扩展到重视环境及社会文化因素对健康的影响。健康教育概念进一步升华:在认识上,将健康教育视为健康促进的方法;在对象上,由单纯针对患者,扩展到针对各种亚健康或健康人群;在功能上,由治疗人体结构和功能的病变,扩展到治疗、预防、保健、康复为一体的综合服务;在内容上,由单纯传播健康知识,扩展到向心理健康和行为干预方面转化。

（二）我国健康教育的发展

我国健康教育的发展经历了三个阶段,分别为卫生宣传阶段、健康教育阶段、健康促进阶段。自新中国成立到20世纪80年代初期,处于卫生宣传阶段;20世纪80年代中期,处于健康教育阶段;20世纪90年代中期以来,进入了健康促进的发展阶段。受多种因素影响,目前我国各地普遍存在卫生宣传、健康教育、健康促进三个工作阶段并存的状况。

二、相关概念

1. 健康教育 对于健康教育的概念,不同的学者有不同的理解。有学者认为,健康教育是一切影响个人、社会、种族的健康习惯、态度及知识的经验总和,也有学者认为,健康教育是一种连接健康知识和行为之间的教育过程。1961年,世界卫生组织(WHO)在相关报告中指出:健康教育是诱导、鼓励人们养成并保持有利于健康的生活习惯,合理并明智地利用已有的保健措施,自觉地从事改进个人和集体卫生状况和环境的活动。1988年,第十三届世界健康教育大会提出:健康教育是研究传播保健知识和技能,影响个体和群体行为,预防疾病,消除危险因素,促进健康的一门学科。虽然健康教育至今尚无一个公认的标准定义,但其基本含义相同或相似。

综上所述,健康教育(health education)是通过有计划、有组织、有系统的社会教育活动,使健康信息在教育者与被教育者之间传递和交流,将卫生保健知识传播给人们,通过这种行为干预,帮助人们树立健康意识,自觉自愿地改变不良的生活习惯和行为,建立有益于健康的行为和生活方式,降低或消除影响健康的危险因素,从而达到维护和促进健康、预防疾病的目的。

2. 健康教育学 健康教育学(science of health education)是研究健康教育的理论、方法和实践及其一般规律的学科,是健康学与教育学综合所形成的一门新兴交叉学科。它不仅涉及医学领域,还涉及行为学、教育学、心理学、社会学、传播学、经济学等相关学科领域。其研究既要应用自然科学的方法,又要应用社会科学的方法。因此,健康教育学是一门以人类健康发展为中心,借助多学科的理论和方法,向人们揭示"人-自然界-社会"体系中健康本质的交叉学科。健康教育学作为一门独立的学科直至近三十年才得到较快发展。在我国,健康教育学仍是一门年轻学科。

3. 健康促进 健康促进(health promotion)是指以教育、政策、组织、法律和经济等手段干预对健康有害的生活方式、行为和环境,以发挥健康潜能,促进健康行为,提高健康水平。

"健康促进"概念兴起于1970年末,是健康教育发展的新阶段。1986年,世界卫生组织在加拿大渥

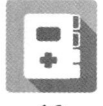

太华召开第一届国际健康促进大会中通过的《渥太华宣言》中指出：健康促进是促使人们提高、维护和改善他们自身健康的过程，是协调人类与他们所处环境之间的策略，规定个人与社会对健康各自所负的责任。这为健康促进提出了宏观的概念性定义。美国健康教育学家劳伦斯·格林指出：健康促进是指一切能促使行为和生活条件向有益于健康改变的教育与环境支持的综合体。其中环境包括社会、政治、经济和自然环境，而支持包括政策、立法、财政、组织、社会开发等各个系统。这一概念使我们对健康促进的要素有了比较清晰的理解。

4. 卫生宣传 卫生宣传是健康教育活动的一个重要组成部分，是指向民众宣传卫生知识，是实现健康教育目的的一种手段。

知识链接

《渥太华宣言》提出了健康促进的五个策略活动

（1）制定促进健康的公共卫生政策。

（2）营造支持性的环境。

（3）加强社区的行动。

（4）发展个人技能。

（5）调整卫生服务方向。

三、健康教育的目的和意义

（一）健康教育的目的

健康教育的目的是引导人们形成良好的行为和生活方式，消除或降低影响健康的危险因素，预防非正常死亡、疾病和残疾的发生，从而增进健康、提高生活质量。开展健康教育对帮助个体、家庭、社区获得最佳的健康水平，提高生活质量具有重要意义。

1. 实现初级卫生保健的需要 1977年，WHO提出"2000年人人享有健康保健"的战略目标以来，世界卫生组织还多次提出，健康教育是一项策略，是所有卫生问题、预防方法及控制措施中最为重要的，是成功实现初级卫生保健的关键。2008年我国卫生部提出实施"健康中国2020"战略，其中健康教育是促进"健康中国2020"战略实现的关键策略之一。

2. 提高人群自我保健意识 通过健康教育可以使社会人群了解和掌握自我保健知识，培养健康责任感，促使他们改变不良的生活习惯及行为方式，建立良好的生活方式，提高个人的自我保健能力；明确个人及社会对健康应尽的责任，从而做出有利于健康的选择。

3. 降低发病率和医疗费用 各国的健康教育实践充分证明，人们通过改变不良的行为方式及生活习惯，便可有效地降低非传染性疾病的发病率和死亡率，减少医疗费用。

（二）健康教育的意义

1. 健康教育是解决疾病预防与控制措施中最为便捷和重要的手段之一 健康教育能有效地预防心脑血管疾病的产生和发展。近二十年来，发达国家吸烟率每年下降1.1%，冠心病的发病率下降1/3，脑血管病的发病率下降1/2。相关研究已证明，健康教育在预防心脑血管疾病中发挥了重要作用。

2. 健康教育是联系各政府部门合作的桥梁 政府部门已注意到许多方面的工作是需多部门合作的，特别是重大卫生问题，不是卫生部门单独能够解决的。

3. 健康教育是一项投入少、产出多、效益大的保健措施 健康教育的最终目的是消除或减少影响健康的危险因素，自愿采纳有利于健康的生活方式和行为方式。WHO出版的《宏观经济学与健康》中指出1美元的健康投资可取得6美元的经济回报。健康教育不仅能保持和增进人的健康，也对国家的社会进步和经济持续发展具有重要作用。

四、健康教育的原则

健康教育的核心问题是促使个体和群体改变其不健康的生活方式和行为习惯。同时健康教育又是

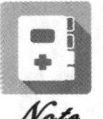

一项复杂的、系统的教育活动。在实施健康教育时为了达到教育目标必须遵循以下原则。

（一）科学性

教育内容必须正确无误并有科学依据，这是健康教育的首要环节。同时注意应用新的科学研究结果，引用的数据可靠，举例实事求是，及时摒弃陈旧过时的内容，切忌哗众取宠，片面或绝对。缺乏科学性的教育内容和方法往往会起到相反的作用。

（二）可行性

健康教育必须建立在符合当地的经济、社会、文化及风俗习惯的基础上，许多不良生活方式或行为习惯都会受到文化背景、社会习俗、经济条件、饮食习惯、卫生服务、环境状况等因素的影响，要考虑到这些客观制约因素的存在，否则难以达到健康教育的目的。

（三）针对性

学习者的年龄、性别、健康状况、职业、文化程度、个性、心理状态等均有不同，对卫生保健知识的需求也各不相同。因此，在实施健康教育计划之前，应全面评估学习者的具体情况和学习需求，并在此基础上制订出切实可行的健康教育计划。采用不同的教育方法，设计与年龄、性别、爱好、文化背景相适宜的教学活动。例如，采用文字资料进行宣传，对老年人、小儿、文盲和有视觉、听觉缺陷的盲人、聋哑人就不适宜。

（四）启发性

健康教育不能靠简单的说教或强制手段实行，而是通过启发教育，鼓励与肯定行为的改变，让人们理解不健康行为的危害性，形成自觉的健康意识和习惯。为了提高教育效果，可采用多种启发教育方式，如采用生动的案例、组织同类患者或人群交流经验与教训，往往可以收到良好的效果。

（五）规律性

健康教育的内容设置要按照不同人群的认知、思维和记忆规律，由浅入深、由易到难、由简到繁、由感性到理性、由具体到抽象，循序渐进地展开教学。注意每次学习活动应该建立在上一次学习的基础之上，一次的教学内容不宜安排过多，逐渐累积才能达到良好的教育效果。

（六）通俗性

采用健康学习者易于接受的教育形式和通俗易懂的语言是保证健康教育效果的重要因素。尽量使用公众化语言，避免过多地使用医学术语，用患者看得懂、听得懂的语言编写教育资料。如：在对儿童讲解健康知识时，可使用形象生动的比喻和儿童化语言；对文化层次较低的群体讲解健康教育知识时，可使用一些日常生活用语、俗语、地方话，以帮助其更好地理解。

（七）直观性

运用现代技术手段，如影像、动画、照片、图片等生动地展现和表达抽象的健康教育内容，有利于提高学习兴趣，加深对知识的理解，是保证健康教育效果的有效手段，也是现代健康教育的标志之一。

（八）合作性

健康教育活动不仅需要学习者、教育者及其他健康服务者的参与，也需要动员家庭和社会等支持系统人员参与和合作，支持系统运用得越好，健康教育的目标越容易实现。父母、子女、同事、朋友等的支持参与，可以帮助学习者达到健康的行为目的。

（九）行政性

健康行为并非完全属于个人责任，政府部门的鼎力支持是重要的推动力量。医疗卫生部门要在提供临床与治疗服务的同时，将开展健康教育和健康促进活动包含在整个医疗卫生计划内，应设有专人、专项经费支持以推动健康教育的发展。

五、健康行为与健康相关行为

健康行为是指个体在身体、心理、社会各方面都处于良好状态时的行为表现。健康行为带有明显的

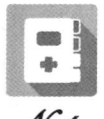

理想色彩,与WHO对健康的定义一样,只能以渐进的方式去接近。健康相关行为是指任何与疾病预防、增进健康、维护健康及恢复健康相关的行为,是指个体或团体的与健康和疾病有关的行为。按照其对行为者自身和他人的影响可分两大类,分别为促进健康行为和危害健康行为。

(一)促进健康行为

促进健康行为是个人或群体表现出的、客观上有利于自身和他人健康的一组行为。根据哈律士(Harris)和顾坦(Guten)的建议,健康行为分如下5类。

1. 基本健康行为 在日常生活中有益于健康的行为,如积极的休息与睡眠、合理的营养、适量的运动等。

2. 避开环境危害行为 避免暴露于自然环境和社会环境中有害危险因素的行为,如环境污染、生活紧张事件等。

3. 戒除不良嗜好行为 自觉抵制接触不良嗜好的行为,如戒烟、不酗酒、不吸毒和不赌博等。

4. 预警行为 预防事故发生及事故发生后如何处置的行为,如驾车系安全带、工地施工戴安全帽、火灾发生后自救行为等。

5. 保健行为 有效合理利用卫生资源,维护自身健康的行为,如定期体检、预防接种等。

(二)危害健康行为

危害健康行为是个体或群体在偏离个人、他人、社会的期望方向上表现的一组行为,是不利于自身和他人健康的行为,分为如下2种类型。

1. 不良生活方式与习惯 人们习以为常的,对健康有害的行为模式,潜伏期长、特异性差,一般要经过较长时间才表现出来,如吸烟、酗酒、缺乏运动锻炼、高盐高脂饮食、不良进食习惯等。

2. 致病性行为模式 致病性行为模式是导致特异性疾病发生的行为模式,国内外研究较多的有A型行为模式和C型行为模式。①A型行为模式是一种与冠心病密切相关的行为模式,又称为冠心病易发行为模式。其核心行为表现有两种,即不耐烦和敌意。产生这种行为的根本原因是过强的自尊和严重的不安全感。A型行为者其冠心病发病率、复发率和致死率均比正常人高2~4倍。②C型行为模式是一种与肿瘤发生有关的行为模式,又称为肿瘤易发性行为模式。其核心行为表现是情绪过分压抑和自我克制,爱生闷气。C型行为者宫颈癌、胃癌、食管癌、肝癌和恶性黑色素瘤的发生率都比正常人高3倍左右。

六、护士在健康教育中的作用

国际护士会和我国护士注册法中明确规定,健康教育是护士应尽的义务。护士是健康教育的主力军。通过健康教育,帮助服务对象达到预防疾病、促进健康、维护健康和恢复健康的目的,这也是护士的重要职责。护士在健康教育中的作用如下。

(一)为服务对象提供有关健康的信息

护士应根据人群的不同特点和需要,为其提供有关预防疾病、维持健康、促进健康的信息。将健康知识传播给公众,激发人们对自己及社会的健康责任感,使人们投入到健康教育和健康促进活动中来从而提高群体的健康水平。

(二)帮助服务对象认识影响健康的因素

影响健康的因素多种多样,主要包括生物因素、环境因素、心理因素和人群的生活方式及行为习惯方面的因素等。护士应帮助人们认识危害个体健康的环境因素及不良行为和生活方式,根据人群、家庭和个体的具体情况,有针对性地教育人们保护环境,鼓励人们保持健康的生活方式和行为习惯,提高整体人群的健康素质。

(三)帮助服务对象确定存在的健康问题

护士通过对服务对象生理、心理、社会的全面评估,帮助其认识现存的和潜在的健康问题,通过健康教育的实施,帮助服务对象解决问题,恢复和保持健康。

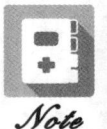

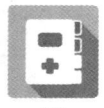

（四）指导服务对象采纳健康行为

护士为服务对象提供有关卫生保健的知识和技能，帮助他们解决自身的健康问题，以增进人群自我保健能力。如：教会妇女乳房自我检查的方法；教会儿童如何预防近视和正确的刷牙方法；教会糖尿病患者监测血糖，自我注射胰岛素等。

（五）开展健康教育的研究

健康教育在我国还是一门年轻的学科，需要不断地发展与完善。护士应重视健康教育方法与手段的研究。如不同社区的健康教育，不同职业人群的健康教育，不同年龄阶段的健康教育，心理卫生的健康教育，控制吸烟、酗酒和滥用药物的健康教育及如何面对死亡的健康教育等。

第二节　健康教育模式

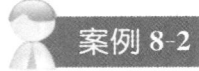 案例 8-2

患者，男，45 岁，以高血压病入院，主诉头晕，血压 198/118 mmHg，该患者高血压病史 4 年，平时工作忙且不了解高血压相关疾病知识，不认同按时坚持服药的做法，住院前晕倒 2 次。

具体任务：

根据该患者的具体情况，应采用何种健康教育模式？为什么？

健康教育模式可帮助教育者理解、分析行为变化的过程，是评估健康需求、实施健康教育计划、评价健康教育结果的理论框架。

一、健康信念模式

健康信念模式（health belief model，HBM）于 1958 年由美国社会心理学家霍克巴姆（Hochbaum）提出，后经贝克（Becker）和罗森斯托克（Rosenstock）修订完善。健康信念模式是基于信念可以改变行为的逻辑推理，遵从认知理论原则，强调期望、信念对行为的主导作用，认为主观心理过程是人们确定是否采纳有利于健康行为的基础。健康信念模式是一个结构模型，其核心是感知威胁和知觉益处，前者包括对疾病易感性和疾病严重后果的认识，后者包括对健康行为有效性的认识。

（一）健康信念

健康信念（health belief）是指人如何看待健康和疾病，如何认识疾病的严重程度及易感性，如何认识采取预防措施后的效果及采取措施所遇到的障碍。人的健康信念受四种认知程度的制约（图 8-1）。

1. 对疾病易感性的认知　个体对自身罹患某种疾病或出现某种健康问题可能性的判断，如对医生判断的接受程度、自身对疾病发生和复发可能性的判断等。

2. 对疾病严重程度的认知　个体对患某种疾病可能性的认识，包括对生理健康的不良影响，如死亡、伤残、疼痛等的认识。一般来讲，若认为疾病会给自己、家庭和工作带来较大的影响，越是相信后果严重，越可能采取健康行为，避免危险行为。

3. 对感知健康行为获益程度的认知　人们对采纳行为后可能产生益处的主观判断，包括对保护和改善健康状况的益处和其他收益。当人们能够认识到采纳健康行为的益处，会更有可能采纳健康行为。如：相信低盐、低脂饮食对减少心血管病的发生是有用的；相信吸烟确实与多种疾病有关。

4. 对感知健康行为障碍的认知　个体对采纳健康行为将会面临障碍的主观判断，包括行为的复杂性、花费的时间、经济负担的轻重等。对困难具有足够的认识，才能使行为维持和巩固，例如，认为吸烟的确有害，但是在同事都吸烟的环境中戒烟很困难，一般的措施可能没有效果。

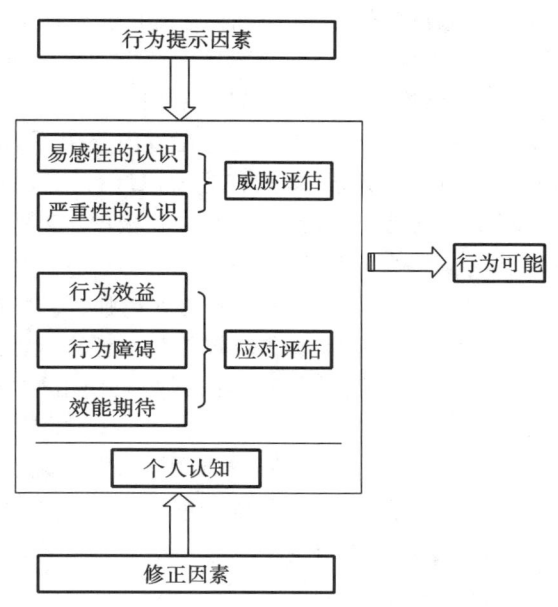

图 8-1 健康信念模式

（二）影响及制约因素（modifying factors）

1. 人口学因素 如年龄、性别、种族等。

2. 社会心理学因素 如个性、社会地位、社会压力等。

3. 知识结构因素 如文化程度、对疾病知识的掌握程度等。

（三）提示因素

提示因素（cue to action）即行动的线索或意向，是指人能否采取预防性措施的促进因素，包括大众传播媒体的宣传、别人的劝告、卫生保健人员的提醒、报纸杂志的介绍、家人或朋友患病经历等。提示因素越多，个体采纳健康行为的可能性就越大。

健康信念模式在健康教育中应用广泛，又称为指导行为干预，不仅用于解释各种健康行为的变化和维持，而且是促进健康行为形成的重要理论框架。护士掌握了健康信念模式，在进行健康教育时可以此为指导，从影响公众的健康信念入手，利用卫生宣传手册、电视、报纸杂志等媒体宣传预防疾病的知识及方法；也可用家庭访视的方法教育公众，增强健康信念，帮助其主动采取积极的预防措施，从而达到防治疾病、促进公众健康的目的。然而，健康信念模式存在一定的局限性，因其建立在认知理论基础上，故分析健康行为的影响因素时，更多考虑认知因素而较少考虑与行为相关的情感、环境及社会学因素等。

二、知-信-行模式

知-信-行模式（knowledge-attitude-belief practice，KAP），即知识、信念和行为的简称，是改变人类健康相关行为的模式之一。该模式提出了知识、信念和行为之间的递进关系，主要阐述了对于行为改变，卫生保健知识和信息是基础，正确的信念和态度是动力。只有了解相关健康知识，建立积极、正确的信念与态度，才有可能主动采取有益于健康的行为，改变危害健康的行为。

"知-信-行模式"中知识是基础，信念是动力，行为的产生和改变是目标。三者之间存在因果关系。人们通过学习获得相关的健康知识，对知识进行积极思考，具有强烈的责任感才能形成信念；知识上升为信念后才有可能采取积极的态度去改变行为，促进健康行为的产生。由此"知-信-行模式"可概括如下：信息→知→信→行→增进健康（图 8-2）。

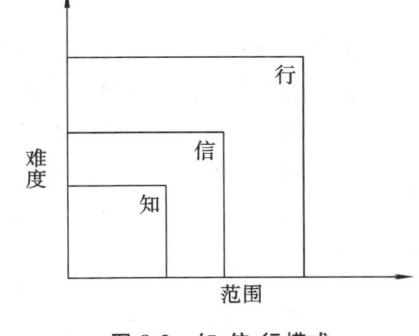

图 8-2 知-信-行模式

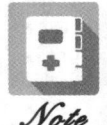

然而,人们从接受知识转化到行为转变是一个复杂而漫长的过程,需要经过一系列步骤:信息传播→觉察信息→引起兴趣→感到需要→认真思考→相信信息→产生动机→尝试行为态度→坚决行为→行为确立。其中任何一个因素都有可能导致行为形成或转变受阻。行为改变主要有两个关键步骤,信念的确定和态度的改变。知识、信念与态度及行为之间只存在着因果关系,但三者之间并不存在必然关系。知识是行为改变的必要条件,但不是充分条件,只有对知识进行积极思考,对自己职责有强烈责任感,才可能逐步形成信念。当知识上升为信念,就有可能采取积极的态度去转变行为。态度是转变行为的前奏,要改变行为必须先改变态度。影响态度的因素有以下几点。

(1)信息的权威性:信息的权威性越强,可靠性和说服力就越强,态度转变的可能性越大。

(2)传播的效能:传播的感染力越强,越能激发和唤起受教育者的情感,就越有利于态度的转变。

(3)恐惧因素:恐惧使人感到事态的严重性,但恐惧因素需要使用得当,否则会引起极端反应或逆反心理。

(4)行为效果和效益:一种吸引力较大的因素,不仅有利于强化自己的行为,同时常能促使信心十足者发生态度的转变。只有全面掌握知、信、行转变的复杂过程,才能及时、有效地减弱或消除不利的影响,促进有利环境的形成,进而达到转变行为的目的。

知识链接

保健教育过程模式

1980年由 Lawrence Green 和 Marshall Kreuter 提出,又称健康诊断与评价模式。该模式的特点是从"结果入手"。用演绎的方式进行思考,从最终的结果追溯到最初的起因,广泛应用于健康教育和健康促进计划或规划的设计、执行及评价中。该模式将健康促进计划涉及分为两个阶段9个步骤。

(1)第一阶段:PRECEDE 阶段,包括评估阶段,包括社会诊断、流行病学诊断、行为与环境诊断、教育与组织诊断、管理与政策诊断5个步骤。

(2)第二阶段:PROCEED 阶段,包括执行与评价阶段,包括健康促进计划的实施、过程评价、效果评价和结果评价4个步骤。

三、健康促进模式

健康促进模式(health promotion model,HPM)20世纪80年代,美国护理学者娜勒·潘德提出。该模式主要用于个体、家庭及社区护理中的健康促进行为及预防疾病方面的相关研究,主要由三部分组成,分别为认知因素、调节因素及提示线索。

(一)认知因素

认知因素是能否采用某种健康行为的激励机制,包括对健康重要性的认识、对健康的控制感、自我功能、健康状态、对促进健康行为所得益处的认识及采取健康行为可能遇到的困难等。

(二)调节因素

1. 人口学方面 如年龄、性别、种族、教育、经济等。

2. 生理功能或身体特征方面 如身高、体重等。

3. 人际关系方面 如重要关系人的期望及影响、家庭的保健方式、卫生保健人员的影响等。

4. 情境方面 促进健康的可选择性及可利用性。

5. 行为方面 以前曾经采取促进健康的经历、采取促进健康因素的认知及行为技巧。

(三)提示线索

提示线索包括报纸杂志等大众媒体的宣传、亲朋好友的忠告、卫生保健人员的提醒等。

公众对健康及需要的认知是保健和预防活动能否取得成功的决定性因素,社区的保健活动只有建

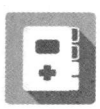

立在符合当地居民的认知因素、调节因素和影响制约因素上,建立在采取有针对性措施的基础上才能取得成功。

第三节 健康教育的程序与方法

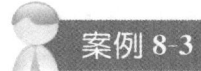 **案例 8-3**

患者,王某,男,36 岁,以"高血压病"入院。患者为某公司职员,希望了解有关高血压病的相关知识,并学会自己测血压。生活习惯:吸烟 8 年,20 支/日,平日喜咸食,做菜放盐偏多,平日不规律服药。

具体任务:

以该患者为例,列出健康教育的程序、方法及教育内容。

健康教育是一项复杂的、系统的教育活动,必须遵循科学程序,采用合理方法,才能达到教育目的,促使个体和群体改变不健康行为和生活方式。了解健康教育的程序与方法,有助于促进护士在健康教育中优质高效的工作。

一、健康教育的程序

健康教育是一个连续不断的过程,包括评估学习者的学习需要、设立教育目标、拟订教育计划、实施教育计划及评价教育效果五个步骤。

(一) 评估

健康教育是教育者与学习者双方的互动过程。评估是为了了解健康学习者的学习需要、学习准备状态、学习能力及学习资源,同时也是健康教育者准备的阶段。

1. 评估学习者的需求及能力 在健康教育前,应先了解学习者的基本情况,如年龄、性别、受教育程度、对健康知识与技能的缺乏程度及范围、学习者的学习能力及兴趣、对健康教育的需求及兴趣等,宜根据不同的学习需要及特点来安排健康教育活动。

2. 评估学习资源 应评估达到健康教育目标所需的时间、参与人员、教学环境、教育资料及设备(如小册子、幻灯、投影)等。

3. 评估准备情况 教育者在为服务对象提供健康教育前,应对自己的健康教育准备情况进行评估,如计划是否周全、备课是否充分、对象是否了解、教具是否齐全等,以选择最佳教育方式。

(二) 设立目标

健康教育是有目的、有组织、有计划、有评价的教育活动,在这一活动中,设立教育目标是其中的一项重要内容。教育目标既是患者教育预期达到的结果,又是实施教育计划的行为导向。健康教育者应根据每个人或社区群体的不同情况、学习动机及愿望、学习条件等制订一系列的行为目标,并遵循以下原则。

1. 目标应具有针对性和可行性 要针对学习者对学习的兴趣与态度、缺乏哪些知识与技能、学习的能力如何、支持系统如何等,制订切合实际的目标。

2. 目标应具体、明确、可测量 目标书写时应明确具体需要改变的行为,以及要达到目标的程度及预期时间等,只有目标具体、明确、可测量,才使实施具有指导性和可行性。例如,制订实现戒酒的目标,目标可以明确到每天减少 100 mL。

3. 目标应以学习者为中心 制订目标要充分尊重学习者的意愿,充分发挥学习者在制订目标时的主动性,通过共同讨论,制订符合学习者的目标,以取得较好的效果。

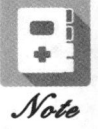

Note

113

（三）拟订计划

计划是实现健康教育目标的保证，又是实施教育的依据。计划可以使工作变得有序，同时计划也是一种协调，可以减少重复性和浪费性的活动。

1. 明确实施计划的前提条件　制订计划时应根据目标，列出所需的各种资源（如人力、物力等），考虑可能遇到的问题和阻碍，找出相应的解决办法，制订计划完成的日期。

2. 将计划书面化、具体化　健康教育计划应有具体、翔实的安排，每次教育活动应对参加的人员、教育地点及环境、内容、时间安排、教育方法、教育所需的设备和教学资料等都有详细的计划。

3. 完善和修订计划　完成计划初稿后，进一步调查确认，提出多种供选择方案，最好邀请学习者共同参与修订，经过比较分析，确定最满意的方案，使计划更加切实可行。

（四）实施计划

在实施计划前，应对实施教育的人员进行培训，使其详细了解目标、计划和具体的任务。在实施计划时，重视各部门及组织之间的密切配合与沟通，及时了解教育效果，定期进行阶段性的小结和评价，以保证教育计划的完成和教育质量，完成后及时总结。

（五）评价效果

评价贯穿健康教育活动的全过程，是整个活动中不可或缺的一环。评价的目的在于了解教育效果，修改和调整教育计划、改进教育方法，以取得最佳的教学效果。

评价可以是阶段性的、过程性的和结果性的。评价时应注意教育目标能否真正达到，所提供的健康教育是否为公众所真正需要，教育目标及计划是否切实可行，执行教育计划的效率和效果如何，是否需要完善或改变教育计划等。

二、健康教育的内容

护理工作中的健康教育内容包括以下几种。

（一）一般性健康教育

帮助人群了解增强个人及群体健康的基本知识，促进人群采取健康行为，主要内容包括个人卫生、合理营养与膳食平衡、疾病防治与精神卫生知识等。护士开展一般性健康教育，可帮助人群了解健康内涵，指导其建立科学合理的生活方式，预防慢性非传染性疾病，维持身心健康等。

（二）特殊健康教育

帮助了解特殊人群、特殊职业的健康教育知识，主要包括妇女保健知识、儿童健康知识、中老年预防保健知识、职业病的防治知识等内容。护士开展特殊健康教育，可帮助不同人群了解不同健康危险因素的影响，控制危害因素的措施和自我防护方法等，促进其改变不良作业方式。

（三）卫生法规的教育

帮助个人、家庭、社区了解有关的卫生政策与法规，使其自觉地遵守卫生法规，维护社会健康，主要内容是卫生法规与政策，如《中华人民共和国母婴保健法》《中华人民共和国食品卫生法》《中华人民共和国传染病防治法》等。开展此类健康教育，有助于提高居民的健康责任心和自觉性，正确合理利用卫生保健资源，维护个体权利，促进社会健康。

（四）患者的健康教育

此类教育以医院为基地开展门诊教育、住院教育和随访教育。门诊教育是根据门诊患者就医过程的主要环节，针对患者的共性问题实施教育活动，包括候诊教育、随诊教育、健康教育处方、门诊咨询教育、门诊专题讲座和门诊短期培训班等，如糖尿病的自护训练、产前教育等。住院教育涵盖入院教育、病房教育及出院教育，旨在提高患者住院适应能力和自我保健能力。住院患者的健康教育应根据不同的病因，确定患者及家属的需要，设立相应的健康教育目标，提供教育，帮助患者及家属了解病情，积极参与治疗护理，早日康复。其主要内容包括多方面，如入院时对患者及家属介绍住院规章制度及服务内

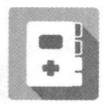

容,住院期间进行饮食、作息、行为、心理等方面的指导;出院前指导患者及家属巩固治疗、预防复发和定期检查。随访教育主要针对有复发倾向、需要长期接受健康指导的慢性患者,对其进行相应的健康指导。

三、健康教育的方法

健康教育的方法有很多种,教育者应根据教育目的、学习者的特点、需求等综合评估选择恰当的方法。为增加学习者的知识,可应用个别会谈、教授、提供阅读材料和讨论等方法;为改变学习者的态度,可用小组讨论、角色扮演及辩论等方法;为帮助学习者获得某种技能,则可用示范、角色扮演等方法。

(一)专题讲座法

专题讲座法是一种较正式的传统健康教育方式,一般是针对有关健康的某个专题以口头配合书面的方式,将信息传达给学习者。专题讲座法能将健康知识系统地传递给学习者,帮助其了解有关健康的知识或信息,为学习者观念、态度及行为的改变打下一定的基础。适用于受教育者人数较多,需要了解某种基本知识或邀请专家举行专题讲座等情况。

1. 优点 容易组织,适合各种大小的团体;能在有限的时间内,将知识系统完整地传授给许多人(信息传递快捷);较经济。

2. 缺点 单向沟通,讲授者无法了解听众对讲授内容的反应;人数太多时无法达到预期的效果;学习者缺少参与机会,不能直接体验知识和技能,不易引起学习兴趣,容易忘记讲授内容。

3. 注意事项

(1)预先了解听众的人数、教育程度、职业等基本资料,针对性备课。

(2)讲授者必须具有相当好的专业知识及讲授能力,讲授内容简明扼要。

(3)注意讲授环境的布置,如应照明、通风良好,避免噪声及适当使用视听教具等。应尽量提供安静、光线充足、温度适宜和教学音响设备良好的学习环境。

(4)注意以提问等方式及时取得听众对内容的反馈。

(5)内容简明扼要,时间不宜过长,一般以 30~60 分钟为佳,演讲结束后鼓励听众提问,形成双向沟通。

(二)讨论法

讨论法是针对学习者的共同需要,或存在相同的健康问题,以小组或团体的方式进行健康信息的沟通及经验交流。大家就共同关心的问题展开讨论,各抒己见。教学者可充当组织者及引导者,一般在讨论开始介绍参加人员及讨论主题,讨论过程中注意调节气氛,即将结束时应对讨论结果进行简短的归纳及总结。

1. 优点 所有人员共同参与讨论,大家可对某一问题提出自己的看法或意见;组员之间可以相互影响,相互学习;适用范围广,如高血压患者的心理护理、糖尿病患者的自我护理训练、社区妇女的婴幼儿喂养知识讨论等;容易改变小组人员的消极态度及行为。

2. 缺点 较浪费时间;可能出现不平衡现象,有人过于主导,有人比较被动;指导者需根据讨论方向,控制局面,以免个别学习者操纵讨论会;有时会出现小组讨论离题的现象,使应讨论的问题不能得到圆满解决。

3. 注意事项

(1)小组讨论的人数以 8~15 人为最佳。

(2)应尽量选择年龄、健康状况、受教育程度等背景相似的人组成同一小组。

(3)讨论前通知讨论的主题,拟订基本讨论内容,制订讨论规则。例如,每人都应争取发言、把握讨论主题和发言时间、别人发言时要安静、要尊重别人的意见等,以保证讨论顺利进行。

(4)选择的场地应便于交流。

(5)准备有关视听教具。

(6)一般由医务人员如护士、医生充当主持人,讨论中注意调节气氛,适时引导、提示、鼓励和肯定,

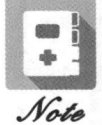

结束时归纳总结。

（三）角色扮演法

角色扮演法是一种通过行为模仿或行为替代影响个体心理过程的方法。通过制造或模拟一定的现实生活片段,使教学内容剧情化,由学习者扮演其中的角色,将角色的言语、行为、表情及内心世界表现出来,以学习新的行为或解决问题的方法。一般通过两种方式实现:一种是按预先设计好的角色进行扮演,参加扮演者通过观察、分析、模仿、操作等学习有关的健康知识及经验;另一种是即兴式角色扮演,预先不做准备,通过操作及模仿达到学习的目的。此法适用于儿童和年轻人。

1. 优点 提供了具体而有兴趣的学习环境;所有人员都参与学习过程;充分表达态度、价值观和情感;有助于提高沟通技巧。

2. 缺点 有些成员可能比较羞怯而有压力;有时希望或预定表现的内容可能无法表现出来;需要较多时间组织安排。

3. 注意事项

（1）角色扮演前,应注意整个扮演主题的选择与编排、角色的分配与排练等。

（2）角色扮演时,主持者应报告此项活动的目的及意义,并对剧情及有关的表演人员进行简单的介绍。

（3）角色扮演后,应进行讨论,先由表演者谈自己的感受,然后让其他人员积极参加讨论。讨论部分为角色扮演的重点,通过讨论可以让有关人员真正获得有关知识。

（四）实地参观法

带领学习者实地参观某一场所,以配合教学内容,使学习者获得第一手资料,以获得感性知识或验证已经学习过的知识的教学方法。例如,实地参观结核病防治所,以了解结核病的防治情况。

1. 优点 学习者能在社区了解某一疾病的实际情况;刺激学习者寻找更多的学习经验;在实际参观中,有利于提高学习者的观察技巧。

2. 缺点 不一定有充分的时间安排参观;所需的时间较多,由于时间关系,可能有些学习者无法参加;很难找到合适的参观场所;行程表可能较难安排。

3. 注意事项

（1）配合教育目标,选择合适的参观地点和内容。

（2）事先需要与参观单位取得联系,沟通参观访问的事宜。

（3）参观前告知参观者参观的目的、重点及注意事项;参观时间要充分,允许学习者有时间提问;参观后应配合讨论,以减少疑虑或恐惧。

（五）示范法

示范法常应用于教授某项技术或技巧,教学者先通过具体动作范例对该技术或技巧进行示教,使学习者能仔细地了解该项操作的步骤及要点。接下来,在教学者的指导下让学习者进行练习。示范包括动作、程序、技巧和知识,并以各种设备和教具做相应的配合,在结束时让学习者演练,让教学者评价学习者是否获得了此项技巧。该法常用于教授某项技术或技巧,如教授糖尿病患者注射胰岛素、教授新生儿家长为新生儿洗澡和抚触等。

1. 优点 学习者有机会将理论知识应用于实际,以获得某项技巧或能力。可根据学习者的具体情况安排示范的速度,也可根据实际情况安排重复示范。

2. 缺点 有时示范所用的仪器较昂贵且不易搬运,所以不能适用于所有场合的教学,有时教学场地也有所限制。

3. 注意事项

（1）示范时,动作不宜过快,应将动作分解,让所有学习者都能清楚地看到。在示范的同时,应配合口头说明。

（2）示范的内容,如果较复杂,可事先利用视听教具(如放映相关视频),说明步骤及原理,然后再

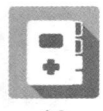

示范。

（3）示范的时间，先安排一段时间让学习者练习，教学者在旁指导。

（4）教学者在纠正错误时，切忌使用责备的口气，了解其所存在的困难，并详细说明错误的地方。

（5）示范结束时，鼓励所有的学习者练习。

（六）个别会谈法

个别会谈法是一种简单易行的健康教育方法。健康教育工作者根据学习者已有的知识经验，借助启发性问题，通过口头回答的方式，引导学习者比较、分析和判断来获取知识的方法。此方法便于切入敏感话题（如涉及隐私的疾病等）。一般会谈时应该注意与受教育者建立良好的关系，及时了解其所存在的困难及问题，以便实施正确的健康教育。实施个别会谈式的教育时应注意以下几点。

（1）会谈前，事先了解学习者的基本背景资料，如姓名、年龄、受教育程度、家庭状况、职业等。会谈应从最熟悉的人或事物谈起，使学习者产生信任感。

（2）会谈内容，实施教育者对所教育的内容必须熟悉，并事先做好准备。一次教育内容不可过多，以防学习者发生思维混乱或疲劳。

（3）会谈中，及时观察及了解学习者对教育内容的反应，鼓励学习者积极参与交谈，尊重对方的想法及判断，防止谈话内容偏离主题。

（4）会谈结束时，应总结本次的教育内容，并了解学习者是否确实了解了教育内容，如有必要，预约下次会谈时间。

（七）视听教材应用法

视听教材应用法是利用有关教具使学习者在最短时间内对某一教学内容有所了解。常用方法包括单页宣传材料或折叠式卡片，挂图，幻灯、投影及电影等。

1. 单页宣传材料或折叠式卡片 这种宣传材料成本低，可有选择性地分发给有需要的人。例如，在门诊、卫生所门口等可以摆放此类宣传材料，供候诊患者或家属阅读。

2. 挂图 主要用来说明内容，使内容更直观。挂图文字较少，需要从旁解释。使用挂图时，人数一般不超过 30 人，应用挂图需配合教育内容，及时注意学习者的反应，并可根据挂图的内容引导学习者讨论。

3. 幻灯、投影及电影等 这类视听材料可根据学习者的兴趣及背景来安排学习，由于利用了学习者的视、听等感官，能激发学习兴趣，提高学习效果。

（八）计算机辅助教学法

计算机辅助教学（CAI）是一种借助计算机技术有效表达传统教学手段难以表现的教学内容的教学形式。教学内容形象化、多样化，有助于激发学习者的学习兴趣。将计算机这一现代技术引进到健康教育中，不仅有利于加强健康教育的时代性和开拓性，而且也有利于教育者和学习者在健康教育过程中形成新思想、新观念和新方法。

（九）护理中的其他健康教育方法

健康教育除了应用上述教育方法外，还可以采用其他多种教育方法。

（1）护士可利用门诊、家庭访视、巡回医疗等机会为公众提供健康教育。

（2）利用各种社会团体及民间组织活动的机会进行健康教育。

（3）护士在社区诊所内对居民实施健康教育。

（4）利用大众传播媒体（如电视、广播等）介绍预防保健知识。

（5）利用报纸、书刊、杂志、小册子等唤醒公众的健康意识。

四、健康教育的注意事项

开展健康教育的护士应具备扎实的相关理论知识，不仅要熟悉如何解释行为的存在，而且要知道如何改变个体、群体和社会的行为。在实施健康教育时，综合应用护理程序和行为科学理论对学习者的行

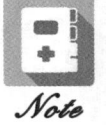

Note

为进行分析和诊断,确定影响健康行为的倾向因素、促成因素及强化因素,并依此确立健康教育的目标,为健康教育计划的实施和评价提供依据。护士进行健康教育工作时应注意以下问题。

(一)根据学习者学习需求制订健康教育计划

全面评估学习者的学习需要是制订健康教育计划的重要前提。在评估学习者需要的基础上,制订出有效、可行的健康教育计划,实现预期的健康教育目标。

(二)根据学习者特点选择恰当的教育方法

不同年龄、不同文化背景和不同风俗习惯的学习者,其认知能力、学习能力和智力发展均不相同。因此,应充分考虑学习者的特点,选择合适的教育方法,体现出个性化、针对性。

(三)教学内容应从简单到复杂,从具体到抽象

健康教育的开始阶段应尽量安排简单、具体、易理解的内容,以激发学习者的学习兴趣,保证健康教育的效果。根据学习效果逐步由简单具体向复杂抽象的内容过渡。同时,应注意一次不宜安排过多内容,应循序渐进,使学习者真正掌握学习内容,达到教育目标。

(四)健康教育应强调理论与实践相结合

健康教育的目的是帮助学习者掌握基本健康知识,提高其自我保健意识和能力,达到自觉采纳健康生活方式和行为习惯的目的。护士在对服务对象进行健康教育时,应注重将知识和实践相结合,从而使学习者能够学以致用。

(五)创造良好的学习环境和氛围

良好的学习环境是提高教学效果的基本保证。而教育者的状态及学习者的学习兴趣和热情同样影响教育气氛。因此,应尽量提供良好的学习环境(如安静、明亮、温度和湿度适宜的环境和好的教学音响设备),积极调动学习者的学习热情,以保证教学效果和教学目标的实现。

综上,健康教育是一种有目的、有组织、有计划的系统活动。通过健康教育活动,促使人们改变不良的生活习惯、自觉采纳有益于健康的行为和生活方式,从而达到预防疾病、促进健康和提高生活质量的目的。健康教育对提高人群的健康素养,推动国家卫生事业发展具有重要意义。

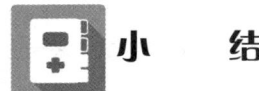

小　结

健康教育是一项以提高全民健康水平为目的的教育活动与社会活动,掌握健康教育的相关知识和技术是临床护理人员重要的工作方法之一。本章节介绍了健康教育的起源与发展、健康教育的意义、健康教育的原则及健康行为与健康相关行为的界定;对健康信念模式、知-信-行模式等健康相关理论进行了阐述;并对健康教育程序的步骤、方法等进行分析,以全面了解掌握健康教育的相关知识,促进今后更好地应用。

(宋莉娟)

直通护考
扫码答题

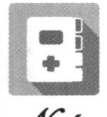

Note

第九章　护理与法

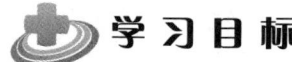

学习目标

掌握：医疗事故的分类，预防医疗事故的发生；护理立法的基本原则和内容。
熟悉：护理医疗事故与意外；防止法律问题发生的措施。
了解：医疗卫生法的基本原则。

PPT 课件

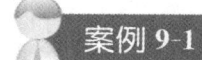案例 9-1

　　蔡某，男，68 岁，长期患有肝硬化住院治疗。护士 A 抽了一针筒生理盐水放在治疗车上准备冲输液管。护士 B 抽了一针筒尿液标本要送检，也放在治疗车上。两个针筒的颜色类似，护士 A 冲管时就拿了尿液。两个护士立即上报。主管护士指示不要在护理记录单上记录。主治医师请了感染科会诊。护士上报异常不良事件后，医院启动调查，主要目的是避免下次再犯，调查结果有记录存档在医院内，但在病历上没有记录。院方继续对患者家属隐瞒。

　　然后，医院内某一个参加调查的知情人士悄悄将此事告诉了患者家属。医院内调查记录成为证据。患者恰好在十天后因为肝硬化病重而去世。事实上，单纯从医学角度，患者去世和尿液注入静脉无关。但家属仍起诉医院。

　　具体任务：

　　(1) 相关护士存在什么过失？

　　(2) 医院是否存在过失？是否需要承担一定的法律责任？

　　(3) 由此我们应吸取哪些教训？

第一节　我国法律体系卫生法规

一、我国的法律体系及立法程序

　　我国的法律体系体现公民权利与义务的统一，依靠国家强制实施及个人自觉遵守来保障国家政权的稳定以及社会秩序的良好状态。卫生法规的建立和发展对医疗卫生事业的发展、人民健康水平的提高具有重要的意义。

（一）我国的法律体系

　　法律体系是指一个国家全部现行法律规范按一定逻辑顺序分类组成不同的法律部门而形成的有机联系的统一整体，是依据一定的标准与原则所归纳的同类法律规范的总称。法律体系的分类如下。

　　(1) 部门法律体系又称部门法或法律部门，是以法律调整的社会关系的不同性质作为主要划分标

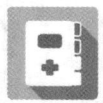

Note

准所形成的法律规范总称。我国现行的部门法包括宪法、政治法、行政法、刑法、民法、经济法、劳动法、社会保障法、科教文卫法、自然资源与环境保护法、婚姻家庭法、军事法、诉讼法、特别行政区法等。

（2）法的效力等级体系是以法的不同效力位阶作为主要划分标准所形成的法律规范统一整体。我国法律的效力等级大体分七个层次：第一层是宪法；第二层是全国人大和人大常委会制定的法律；第三层是国务院制定的行政法规；第四层是省级人大制定的省级地方性法规，国务院各部委制定的部门规章；第五层是省级人民政府制定的省级政府规章；第六层是省会城市和国务院批准的市人大制定的地方性法规；第七层是省会城市和市人民政府制定的政府规章。

（二）我国的立法程序

立法程序是指具有立法权限的国家机关创制规范性法律文件所遵循的制度化的正当过程，是国家通过立法手段协调利益冲突、规范社会秩序及配置社会资源的合法路径和正当法律程序。我国的立法程序包括四个步骤，分别为提出法律草案、讨论及审议法律草案、表决通过法律草案、公布法律。

二、卫生法规

（一）卫生法的概念

卫生法是由国家制定或认可、由国家强制力保证实施的关于医疗卫生方面法律规范的总和，是我国法律体系的一个重要组成部分。卫生法的表现形式既有国家立法机关正式颁布的规范性文件，也有许多单行的卫生专门法律、卫生行政法规、地方性卫生法规及卫生规章，如《执业医师法》《药品管理法》《护士条例》《医疗事故处理条例》等。

（二）医疗卫生法的概念

医疗卫生法，是指由国家制定或认可的，并以国家强制力保证实施的关于卫生医疗方面的法律规范的总称，由国家强制力保证公民享有国家规定的健康权和治疗权，惩治侵犯公民健康权利的违法行为来保护公民的健康。医疗卫生法是我国社会主义法律体系的一个组成部分。

（三）医疗卫生法的基本原则

1. 卫生保护原则 保护公民的健康是医疗卫生法的最高宗旨，健康是一项基本人权，卫生保护为保护人民健康、提高民族素质提供了保证，也是卫生保健制度的重要基础。卫生保护原则的主要内容是人人享有获得卫生保护的权利。

2. 预防为主的原则 预防为主是我国卫生工作的根本方针，目的是建立和改善符合人们生理要求的环境，保护人体健康，防止疾病的发生和流行。

3. 自主、公平原则 患者的自主原则是指患者自己决定和处理卫生法所赋予的患者权利。

4. 保障社会健康原则 协调个人与社会健康利益之间的关系。人要参加各种社会活动，具有社会性的同时对社会承担相应的义务。在行使个人权利时，不得做出任何损害社会健康利益的行为。

三、医疗纠纷与医疗事故

（一）医疗纠纷

医疗纠纷是指发生在医疗行为中，医生与患者双方就发生的医疗过错、医疗合同违约而导致的医疗损害赔偿等纠纷。

（1）护患双方是护理医疗纠纷的主体：医疗纠纷的产生来源于医患之间的纠纷，是护理医疗纠纷构成的主体。患者与卫生行政机关及鉴定机构之间的纠纷，不属于护理医疗纠纷，矛盾并不在护患之间。

（2）护患之间医疗纠纷的产生源于双方确定医患关系后。

① 护患在达成医疗合同之后发生的纠纷。

② 患者主动就诊，但被医疗单位拒绝治疗而产生的医疗纠纷，医疗单位有能力履行医疗救治义务，但仍然拒绝给患者诊疗，是缔约过失。

（3）护理医疗纠纷产生的原因：护理医疗纠纷多发生在医疗服务者为患者提供护理操作过程中，而

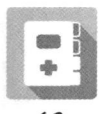

并不是全部发生在诊疗护理过程中。

（二）医疗事故构成要件

（1）构成医疗事故的主体是合法的医疗机构及其医务人员。合法的医疗机构是指按照国务院1994年2月发布的《医疗机构管理条例》，取得医疗机构执业许可证的机构。医务人员是指依法取得医师、护士等执业资格的医疗卫生专业技术人员，执证人员必须在医疗机构内执业。

（2）医疗事故的构成是医疗机构及其医务人员违反了医疗卫生管理法律、法规和诊疗护理规范、常规而发生的差错事故。所以在与医疗有关的业务活动中，医疗机构和医务人员应当掌握并遵循相应的规定，确保行为的合法性。

（3）在医疗行为中违法行为的后果是过失造成患者人身的损害，需要注意的是：①因医务人员的过失行为而造成的后果，不是故意伤害患者；②患者存在人身损害后果。以上是判断医疗事故至关重要的依据。

（4）医疗过失行为与损害后果之间存在因果关系。存在过失行为，但没有给患者造成人身损害后果，不应视为医疗事故；虽然对患者存在人身损害后果，但医疗机构和医务人员没有过失行为，不能定为医疗事故。过失行为和损害后果之间的因果判断，关系到追究医疗机构和医务人员的责任及对患者的赔偿数额。

（三）医疗事故等级

根据对患者人身造成的损害程度，医疗事故分为以下四个等级。

1. 一级医疗事故 造成患者死亡、重度残疾的。

2. 二级医疗事故 造成患者中度残疾、器官组织损伤导致严重功能障碍的。

3. 三级医疗事故 造成患者轻度残疾、器官组织损伤导致一般功能障碍的。

4. 四级医疗事故 造成患者明显人身损害的其他后果的。

（四）护理医疗事故与护理意外

1. 护理医疗事故 医疗事故是指医疗机构及其医务人员在医疗活动中，违反医疗卫生管理法律、行政法规、部门规章和诊疗护理规范、常规，过失造成患者人身损害的事故。医疗事故需要医疗事故鉴定委员会鉴定才能认定。护理医疗事故指的是在医疗护理过程中违反相关护理规章制度，因过失而造成患者人身损害的事故。

构成护理医疗事故的主要原因如下。

（1）医疗机构主体违反：在医疗护理行为中允许实习生在无人监管下单独从事护理操作或护理员在无护士指导的情况下从事医疗护理工作，而对患者造成明显人身损害。医疗机构违反了《中华人民共和国护士管理办法》第十九条"未经护士执业注册者不得从事护士工作"，第二十条"护理员只能在护士的指导下从事临床生活护理工作"的条例。

（2）护理人员违反医嘱制度：对可疑医嘱未查对而照例执行，随意更改医嘱，未严格执行"三查七对"造成患者用药错误；在工作中擅离岗位，造成患者人身受到明显损害。

2. 护理意外 意外事件，是指行为在客观上虽然造成了损害结果，但不是出于行为人的故意或者过失，而是由不能预见的原因所引起的。护理人员能证明按护理常规的要求尽到了护理责任，但患者却出现意外情况，属于护理意外。护理意外不在医疗事故的范畴之内，所以护理人员不需承担民事责任。但在护理工作中，护理意外者属于被照顾的群体，发生的意外事件在处理过程中容易演变为医疗纠纷，为医疗机构和护理人员带来负面影响和不必要的损失。

预防护理意外发生的措施如下。

（1）健全护理规章制度：护理人员应依法执业，护士长排班合理，岗位分工明确，每位医疗护理人员有防范护理突发事件意识，加强对患者的夜间巡视和护理，防止护理意外发生，在护理工作中严格执行护理法律法规和护理操作规程。

（2）强化护理人员的法律意识：医疗护理行为的高风险性，决定了在工作中可能引发医疗纠纷，应

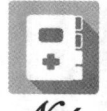

加强风险意识教育,要求护理人员在有扎实的专业知识的基础上,工作中用法律手段维护护患双方的合法权益。

（3）做好宣教工作:对容易发生护理意外的患者,护理人员应将治疗风险提前告知患者和家属,使其了解目前医疗技术的局限性和高风险性,为良好护患关系的培养打下基础。

（4）对风险实施控制:风险控制是通过各种技术、经济手段将风险减少、分散和转移的行为,是风险识别和风险衡量的最终目的。防止护理意外等护理风险的发生,应将床铺加上护栏、窗外加防护网等,并向患者及其家属告知在医院中潜在的意外,使其能认识到风险的存在,减少护理意外的发生。

第二节　护　理　法

一、护理法概述

随着我国法律制度的不断健全,人们的法律意识日渐增强护理工作中碰到的法律问题越来越多。护理人员应正确认识并及时发现工作中现存的及潜在的法律问题,规范自己的行为,维护护理人员和患者的权益。

护理法是国家制定或认可关于护理人员资格、权利、责任、行为规范的法律法规,是以法律的形式对护理人员在教育培训和服务实践方面所涉及的问题予以规定。目前我国的护理法属于卫生法的一部分,并且受国家宪法的制约,对护理人员的工作有监督、约束和指导作用。

知识链接

对护理实践具有重要的意义的还包括劳动法、教育法、职业安全法以及医院本身所制定的各种规章制度。

二、护理立法的历史发展

为了适应护理学科的发展,提高护理质量,保证护理向专业化的方向发展,各国相继颁布了适合本国医疗护理特点的护理法规。护理立法开始于 20 世纪初。1919 年英国颁布了世界上第一部护理法。在以后的 50 年里许多国家陆续颁布护理法。1953 年世界卫生组织发表了第一份有关护理立法的研究报告。1968 年国际护士委员会特别成立了一个专家委员会,制定了护理立法史上划时代的文件《系统制定护理法规的参考指导大纲》,使各国护理法必须涉及的内容有了权威性的指导。新中国成立以来,我国先后颁布了有关护理的法规和文件,但由于未建立起严格的考试、注册、执业管理制度,使未经过正规学习和培训的人员进入护理队伍;护理教育的发展尤其迟缓,严重地影响了我国护理事业的发展,降低了护理队伍的整体素质和医疗护理质量。

三、护理立法的意义

1. 促进护理管理法制化,保障护理安全,提高护理质量 通过护理法,制定一系列制度、标准、规范,使各种不同的制度均统一在具有权威性的护理法的指导纲领下,将护理管理纳入到规范化、标准化、现代化、法制化的轨道。做到有法可依、违法必究,使一切护理活动及行为以法律为准绳,防止护理医疗事故的发生,提高护理质量,并保证护理工作的安全性。

2. 促进护理教育及护理学科的发展 护理立法为护理专业人才的培养及护理活动的开展制定了法制化的规范及标准,有效地促进护理专业向专业化、科学化方向发展。护理法规定了护士资格、注册、执业范围等要求,是不可变更的,使其在知识和技能上持续不断地获得学习和提高,从而促进护理专业

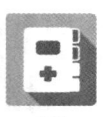

的发展。

3. 明确护士的基本权益 通过护理立法，护理人员的地位、作用和职责范围有了明确的法律规定，使护士的执业权益受到法律的保护，增强了护理人员对护理专业崇高的使命感和安全感。

4. 利于维护患者及所有服务对象的正当权益 护理法规定了护士的义务和责任，护理人员如有不合格或违反护理准则的行为，患者可根据护理法追究护理人员的法律责任，从而最大限度地保护了患者及所有服务对象的合法权益。

四、护理执业中相关法律种类

（一）护理法的种类

各国现行的护理法规，基本上可以分为如下几类。

（1）国家主管部门通过立法机构制定的法律：可以是国家卫生法的一个部分，也可以是根据国家卫生基本法而制定的护理专业法。

（2）政府或地方主管当局以卫生法为依据制定的法规。

（3）政府授权各专业团体自行制定有关会员资格的认可标准和护理实践的规定、章程、条例等。

（二）基本内容

护理法的基本内容包括总纲、护理教育、护士注册、护理服务四大部分。

1. 总纲 阐明护理立法的基本目标、护理法的法律地位、立法程序的规定，护理工作的宗旨、护理的定义与人类健康的关系及其社会价值等。

2. 护理教育 包括教育的种类、护理教育的宗旨、护理专业设置、编制标准、审批程序、护士注册和取消注册的标准和程序等，还包括对护生的入学条件、护理学校的课程安排、课时计划，均做了相应的规定。

3. 护士注册 包括有关注册制度、注册种类、注册机构、准予注册的标准，对本国或非本国护理人员申请注册的程序及标准做了详细规定。

4. 护理服务 包括各类护理人员的职责范围，护士的权利和义务、护理人员的分类及命名，护理管理系统及各项专业的工作规范、各类护理人员应具备的专业能力、护理伦理学问题等，并对违规护理人员处理的程序和标准进行了详细规定。

第三节 护理工作中的法律问题

一、护士的法律地位及法律依据

护士不仅要了解国家的法律条文，还应熟知自己护理工作职责的法律范围，自觉遵守，防止产生法律纠纷，护士的法律地位及法律依据如下。

（一）执业注册与执业资格考试制度

具备护士资格的人才能承担护理工作，为加强护士管理，护士执业资格实行统一管理，卫生部于1993年3月26日发布了《中华人民共和国护士管理办法》(简称《护士管理办法》)，从1994年1月1日起实施。《护士管理办法》明确了护士的执业权利受到法律保护。

护士执业资格考试合格是具有从事护士工作的基本理论和实践能力水平的标志，护士执业资格考试每年举行一次。1995年全国开始实施，取得护士执业基本资格后必须经过护士执业注册才能成为法律意义上的护士，履行护士的义务，并享有护士的权利。

（二）护理质量标准

护理质量标准明确规定了护士职责的法律范围，使护士在护理工作中有标准可遵守。

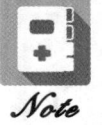

1. 护理法规 由国家或地方政府所制定的护理法规,包含护理法的各项法律条款。对不合理或违反法规的护理行为,可依据相关法律条款追究护理人员的法律责任。

2. 专业团体的规范标准 由护理专业团体(如中华护理学会简称 CNA)根据法律法规所制定的各种护理标准及操作规范,详细说明了护士在法律上允许的行为及行为规范等。

3. 工作机构的有关要求、政策及制度 各级医疗机构对护理工作制定详细而具体的规范要求,并且备有详细的护理标准手册。护士需将这些工作要求执行到护理工作中去。

二、护理工作中的违法与犯罪

(一) 侵权与犯罪

侵权指侵害了国家、集体或者他人的财产及人身权利。可以通过民事方式,如调解、赔礼、赔物等来解决。在医院内诊治的患者,由于诊疗的需要,在一定时间内需要禁食、禁水或限制患者的活动不属于侵权。但如果患者在主诉病情时,不受尊重,引起不满,则被视为侵犯患者的生命权等。

犯罪是指一切触犯国家刑法的行为,应当受到法律惩处。犯罪分为故意犯罪和过失犯罪。故意犯罪是明知自己的行为会发生危害社会的结果,仍然希望或者放任这种结果的发生,因而构成犯罪的。

过失犯罪是应当预见自己的行为可能发生危害社会的结果,因疏忽大意而没有预见,或者已经预见而轻视,以致发生不良结果。

(二) 疏忽大意与渎职罪

疏忽大意是指行为人应当预见自己的行为可能产生危害社会的后果,因为大意而没有预见。过失行为可导致如下两种结果。

(1) 结果损害了护理对象的生活利益、延缓了恢复健康的进程。

(2) 因失职而导致患者残废、死亡。

疏忽大意的过失或过于自信的过失而产生严重的后果,就是渎职。我国 1997 年 10 月 1 日起施行的新《刑法》,对医疗事故罪的规定如下:医务人员由于严重不负责任,造成就诊人死亡或严重损害就诊人身体健康的,处 3 年以下有期徒刑或者拘役。例如,护士因疏忽大意而使患者残废或死亡,则属于渎职罪。

(三) 收礼与受贿

护士不应借助工作之便牟取额外报酬,救死扶伤是护理人员的神圣职责。

构成受贿罪必须有以下两点:一是行为人必须是国家工作人员,二是行为人利用职务上的便利,为行贿人牟取利益,而有非法索取、接受其财物或不正当利益的行为。有一种特殊情况,患者在康复出院后,对护士优良服务出于感激之情向护士赠送少量的纪念品,则不属于贿赂范畴。如若护士主动向患者或家属示意索取大额的不义之财,则犯了索贿、受贿罪。

三、举证责任与举证倒置

1. 举证责任 举证责任是法律术语,是指当事人应在其诉讼中对其主张的事实,提供证据予以证明的以及证明不了时需要承担的一种法律责任。

举证责任包括两方面,一是由谁承担举证的行为责任,承担提供证据的义务;二是举证的后果责任,即双方当事人均提不出证据的后果,由负举证责任的一方当事人承担不利后果,被判败诉。

"谁主张谁举证"是举证责任的一般分配原则,但在特殊情况下,法院规定了举证责任倒置的原则。举证责任倒置是举证责任分配原则的例外。

2. 举证倒置 一方当事人提出的主张,由对方当事人否定其主张,而承担责任的一种举证分配形式。以立法的明确规定为前提,在规定举证倒置时,需考虑两个方面的因素,一是举证难易程度,二是保护弱者。在医疗护理方面,护士要证明发生的护理行为合法,规范的护理行为将会成为非常重要的举证依据。

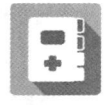

四、护理工作中法律问题的防范

1. 强化护士法制观念 护士应不断学习相关的法律知识,强化自身法制观念,严格执行各项医疗规章制度,明确法律与护理工作之间的关系,将法律知识应用到护理实践中去,依法从事护理工作,正确履行护士职责,提高医疗护理质量。

2. 规范护理行为 护士在工作中应不断学习,提高护理业务技术水平,掌握最新的护理操作规程及质量标准,更新知识结构,在护理工作中严格执行护理操作规程,以保证医疗安全,防止医疗事故和法律纠纷的发生。

3. 安全的护理工作环境 护理质量高标准的重要前提是为护士提供安全而有保障的护理工作环境。护理工作的环境选择可以依据患者人数、病情轻重安排相应的护士,安全的护理工作环境还应有正规的法令、政策、护理操作规程及相应的监管机制;为护士提供继续教育,掌握新技术的机会,以便随时了解最新的护理动态。

4. 良好的护患关系 良好的护患关系是防止产生法律纠纷的重要措施之一。护士应以自己的专业知识,为患者提供高质量的护理服务,护士还应尊重患者,建立信任关系,得到患者的理解和支持,以减少法律纠纷的产生。

5. 做好各种护理文件的书写与管理 护理文件的书写是护士书面沟通的重要方法。护士应及时、准确、详细地做好各项护理文件书写工作。护士应注意护理文件的书写与医疗文件的同步性,护理记录是重要的法律依据。

6. 加大医疗事故管理力度 对发生医疗事故的人员和单位,视情节轻重给予相应的处罚,如经济处罚、行政处罚等。正确处理医疗事故能够使医务人员强化服务观念,提高整体技术水平,重视医疗质量,减少医疗事故的发生。

7. 进行有风险性的诊疗措施时应严格履行与患者签约制度 进行有风险性的诊疗措施前,为避免发生不必要的误会和医疗事故的发生,应向患者及家属或与患者工作单位的负责人说明该诊疗手段的方法和必要性,并将实施过程中可能出现的并发症、意外情况、危险性等向其讲清楚,要有家属签名同意进行的证据。

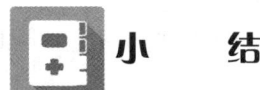 小 结

1. 学习医疗卫生法的基本原则、医疗事故等级、医疗护理行为中不属于医疗事故的情形相关知识。
2. 学习护理医疗纠纷、护理医疗事故与护理意外的相关概念。
3. 学习护理法的种类与基本内容、护理立法的意义、护士的法律地位及法律依据相关知识。
4. 预防护理工作中潜在的法律问题,找到其中容易引发法律问题的原因,并掌握防范法律问题发生的措施。

(马珊珊)

直通护考
扫码答题

附录 A 入院患者护理评估单

姓名_____ 性别_____ 年龄_____ 科别_____ 病室_____ 床号_____ 住院号_____

职业_____ 民族_____ 出生地_____ 婚姻_____ 信仰_____ 文化程度_____

入院时间_____ 入院方式:门(急)诊 步行 扶行 轮椅 平车 费用:公费 自费

联系人_____ 关系_____ 地址_____ 联络方式_____

入院诊断_____

入院原因_____
_____

既往史:无/有_____ 药物依赖:无/有_____

过敏史:无/有_____

吸烟:无/有(有_____年_____支/日) 饮酒:无/偶尔/经常(有_____年_____两/日)

体重:无改变/增加/减少_____ kg/_____月 原因_____

饮食:正常/异常_____ 嗜好:面食 米 杂粮 肉食 鱼 蔬菜 咸 甜 辣

睡眠:正常/异常_____小时/天 症状:入睡困难 多梦 易醒 失眠 辅助药物:无/有_____

排泄:大便:正常/异常_____辅助药物_____ 小便:正常/异常_____

皮肤及黏膜:正常/水肿 黄染 苍白 发绀 破损(部位/大小_____)

自理:正常/障碍(全部/部分_____) 活动:自如/改变_____

舒适:疼痛:无/有(部位_____) 其他:_____

安全:视力:正常/异常_____ 听力:正常/异常_____其他:_____

对疾病了解:无/有_____

兴趣爱好:音乐 体育 绘画 跳舞 看书 其他:_____

情绪:镇静 紧张 焦虑 沮丧 易激动 忧伤 恐惧_____

家庭对患者的健康需求:很重视 满足 不能满足 忽视 需要外援_____

单位/社区支持:无/有(经济 物质 人力 精神_____)

专科护理评估:体温_____℃ 脉搏_____次/分 呼吸_____次/分 血压_____mmHg

身高_____cm 体重_____kg

主要护理诊断/问题:_____
_____
_____
_____

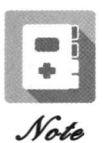

附录 B 护理诊断一览表(按 NANDA 分类法 II 排列)

领域 1 促进健康(health promotion)

执行治疗方案有效(effective therapeutic regimen management)

执行治疗方案无效(ineffective therapeutic regimen management)

家庭执行治疗方案无效(ineffective family therapeutic regimen management)

社区执行治疗方案无效(ineffective community therapeutic regimen management)

寻求健康行为(具体说明)(health-seeking behaviors [specify])

保持健康无效(ineffective health maintenance)

持家能力障碍(impaired home maintenance)

领域 2 营养(nutrition)

无效性婴儿喂养型态(ineffective infant feeding pattern)

吞咽障碍(impaired swallowing)

营养失调:低于机体需要量(imbalanced nutrition:less than body requirements)

营养失调:高于机体需要量(imbalanced nutrition:more than body requirements)

有营养失调的危险:高于机体需要量(risk for imbalanced nutrition:more than body requirements)

体液不足(deficient fluid volume)

有体液不足的危险(risk for deficient fluid volume)

体液过多(excess fluid volume)

有体液失衡的危险(risk for deficient fluid volume)

有体液平衡增强的趋势(fluid balance,readiness for enhanced)

领域 3 排泄(elimination)

排尿障碍(impaired urinary elimination)

尿潴留(urinary retention)

完全性尿失禁(total urinary incontinence)

功能性尿失禁(functional urinary incontinence)

压力性尿失禁(stress urinary incontinence)

急迫性尿失禁(urge urinary incontinence)

反射性尿失禁(reflex urinary incontinence)

有急迫性尿失禁的危险(risk for urge urinary incontinence)

排便失禁(bowel incontinence)

腹泻(diarrhea)

便秘(constipation)

有便秘的危险(risk for constipation)

感知性便秘(perceived constipation)

气体交换受损(impaired gas exchange)

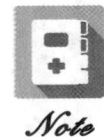

领域 4 活动/休息(activity/rest)

睡眠型态紊乱(disturbed sleep pattern)

睡眠剥夺(sleep deprivation)

有废用综合征的危险(risk for disuse mobility)

躯体移动障碍(impaired physical mobility)

床上活动障碍(impaired bed mobility)

借助轮椅活动障碍(impaired wheelchair mobility)

转移能力障碍(impaired transfer ability)

行走障碍(impaired walking)

缺乏娱乐活动(diversional activity deficit)

漫游状态(wandering)

穿着/修饰自理缺陷(dressing/grooming self-care deficit)

沐浴/卫生自理缺陷(bathing/ hygiene self-care deficit)

进食自理缺陷(feeding self-care deficit)

如厕自理缺陷(toileting self-care deficit)

术后康复迟缓(delayed surgical recovery)

能量场紊乱(disturbed energy field)

疲乏(fatigue)

心输出量减少(decrease cardiac output)

自主呼吸受损(impaired spontaneous ventilation)

低效性呼吸型态(ineffective breathing pattern)

活动无耐力(activity intolerance)

有活动无耐力的危险(risk for activity intolerance)

功能障碍性撤离呼吸机反应(dysfunctional ventilatory weaning response,DVWR)

组织灌注无效(具体说明类型:肾脏、大脑、心肺、胃肠道、外周)[ineffective tissue perfusion(specify type:renal,cerebral,cardiopulmonary,gastrointestinal,peripheral)]

静态生活方式(sedentary lifestyle)

领域 5 感知/认识(perception/ cognition)

单侧性忽视(unilateral neglect)

认识环境障碍综合征(impaired environmental interpretation syndrome)

感知紊乱(具体说明:视觉、听觉、运动觉、味觉、触觉、嗅觉)[disturbed sensory perception(specify:visual,auditory,kinesthetic,gustatory,tactile,olfactory)]

知识缺乏(具体说明)[deficient knowledge(specify)]

有知识(具体说明)增加的趋势[knowledge(specify),readiness for enhanced]

急性意识障碍(acute confusion)

慢性意识障碍(chronic confusion)

记忆受损(impaired memory)

思维过程紊乱(disturbed thought processes)

语言沟通障碍(impaired verbal communication)

有沟通增强的趋势(communication,readiness for enhanced)

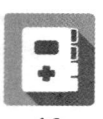

领域 6　自我感知(self-perception)

自我认可紊乱(disturbed personal identity)

无能为力感(powerlessness)

有无能为力感的危险(risk for powerlessness)

无望感(hopelessness)

有孤独的危险(risk for loneliness)

长期自尊低下(chronic low self-esteem)

情境性自尊低下(situational low self-esteem)

有情境性自尊低下的危险(risk for situational low self-esteem)

体像紊乱(disturbed body image)

领域 7　角色关系(role relationship)

照顾者角色紧张(caregiver role strain)

有照顾者角色紧张的危险(risk for caregiver role strain)

父母不称职(altered parenting)

有父母不称职的危险(risk for altered parenting)

家庭运作中断(interrupted family processes)

家庭运作功能不全:酗酒(dysfunctional family processes:alcoholism)

有家庭运行增强的趋势(family process,readiness for enhanced)

有亲子依恋受损的危险(risk for impaired parent/infant/child attachment)

母乳喂养有效(effective breastfeeding)

母乳喂养无效(ineffective breastfeeding)

母乳喂养中断(interrupted breastfeeding)

无效性角色行为(ineffective role performance)

父母角色冲突(parental role conflict)

社交障碍(impaired social interaction)

领域 8　性(sexuality)

性功能障碍(sexual dysfunction)

无效性性生活型态(ineffective sexuality patterns)

领域 9　应对/应激耐受性(coping/stress tolerance)

迁居应激综合征(relocation stress syndrome)

有迁居应激综合征的危险(risk for relocation stress syndrome)

强暴创伤综合征(rape-trauma syndrome)

强暴创伤综合征:隐匿性反应(rape-trauma syndrome:silent reaction)

强暴创伤综合征:复合性反应(rape-trauma syndrome:compound reaction)

创伤后反应(post-trauma response)

有创伤后反应的危险(risk for post-trauma response)

恐惧(fear)

焦虑(anxiety)

对死亡的焦虑(death anxiety)

无效性否认(ineffective denial)

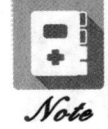

Note

长期悲伤(chronic sorrow)

预感性悲哀(anticipatory grieving)

调节障碍(impaired adjustment)

功能障碍性悲哀(dysfunctional grieving)

应对无效(ineffective coping)

有应对增强的趋势(coping,readiness for enhanced)

无能性家庭应对(disabled family coping)

妥协性家庭应对(compromised family coping)

防卫性应对(defensive coping)

社区应对无效(ineffective community coping)

有增强家庭应对的趋势(readiness for enhanced family coping)

有增强社区应对的趋势(readiness for enhanced community coping)

自主性反射失调(automonic dysreflexia)

有自主性反射失调的危险(risk for autonomic dysreflexia)

婴儿行为紊乱(disorganized infant behavior)

有婴儿行为紊乱的危险(risk for disorganized infant behavior)

有增强调节婴儿行为的趋势(readiness for enhanced organized infant behavior)

颅内适应能力低下(decreased intracranial adaptive capacity)

领域 10　生活准则(life principles)

有增强精神健康的趋势(readiness for enhanced spiritual well-being)

精神困扰(spiritual distress)

有精神困扰的危险(risk for spiritual distress)

众抉择冲突(具体说明)[decisional conflict(specify)]

不依从行为(具体说明)(noncompliance [specify])

领域 11　安全/防御(safety/protection)

有感染的危险(risk for infection)

口腔黏膜受损(impaired oral mucous membrane)

有受伤的危险(risk for injury)

有围术期体位性损伤的危险(risk for perioperative-positioning injury)

有摔倒的危险(risk for falls)

有外伤的危险(risk for trauma)

皮肤完整性受损(impaired skin integrity)

有皮肤完整性受损的危险(risk for impaired skin integrity)

组织完整性受损(impaired tissue integrity)

牙齿受损(impaired dentition)

有窒息的危险(risk for suffocation)

有误吸的危险(risk for aspiration)

清理呼吸道无效(ineffective airway clearance)

有外周神经血管功能障碍的危险(risk for neurovascular dysfunction)

防护无效(ineffective protection)

自伤(self-mutilation)

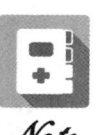

Note

有自伤的危险（risk for self-mutilation）

有对他人施行暴力的危险（risk for other-directed violence）

有对自己施行暴力的危险（risk for self-directed violence）

有自杀的危险（risk for suicide）

有中毒的危险（risk for poisoning）

乳胶过敏反应（latex allergy response）

有乳胶过敏反应的危险（risk for latex allergy response）

有体温失调的危险（risk for imbalanced body temperature）

体温调节无效（ineffective thermoregulation）

体温过低（hypothermia）

体温过高（hyperthermia）

领域 12　舒适（comfort）

急性疼痛（acute pain）

慢性疼痛（chronic pain）

恶心（nausea）

社交孤立（social isolation）

领域 13　成长/发展（growth/ development）

成长发展迟缓（delayed growth and development）

成人身心衰竭（adult failure to thrive）

有发展迟滞的危险（risk for delayed development）

成长比例失调的危险（risk for disproportional growth）

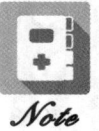

附录 C　合作性问题

1. 潜在并发症:心/血管系统

局部缺血性溃疡

心输出量减少

心律失常

肺水肿

心源性休克

深静脉血栓形成

血容量减少性休克

外周血液灌注不足

高血压

心绞痛

先天性心脏病

心内膜炎

肺栓塞

脊髓休克

2. 潜在并发症:呼吸系统

低氧血症

肺不张/肺炎

支气管狭窄

胸腔积液

呼吸机依赖性呼吸

气胸

喉水肿

3. 潜在并发症:泌尿系统

急性尿潴留

肾灌注不足

膀胱穿孔

肾结石

4. 潜在并发症:消化系统

肠麻痹性梗阻/小肠梗阻

肝功能异常

高胆红素血症

内脏切除术

肝脾大

柯林溃疡

腹水

胃肠出血

5. 潜在并发症:代谢/免疫/造血系统

低血糖/高血糖

负氮平衡

电解质紊乱

甲状腺功能障碍

体温过低(严重的)

体温过高(严重的)

败血症

酸中毒(代谢性、呼吸性)

碱中毒(代谢性、呼吸性)

甲状腺功能减退/甲状腺功能亢进

变态反应

供体组织排斥反应

肾上腺功能不全

贫血

血小板减少

免疫缺陷

红细胞增多

镰状细胞危象

弥散性血管内凝血

6. 潜在并发症:神经/感觉系统

颅内压增高

中风

癫痫

脊髓压迫症

重度抑郁症

脑膜炎

脑神经损伤(特定性)

瘫痪

外周神经损伤

眼压增高

角膜溃疡

神经系统疾病

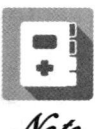

7. 潜在并发症:肌肉/骨骼系统

骨质疏松

腔隙综合征

关节脱位

病理性骨折

8. 潜在并发症:生殖系统

胎儿窘迫

产后出血

妊娠高血压

月经过多

月经频繁

梅毒

产前出血

早产

9. 潜在并发症:多系统

10. 潜在并发症:药物治疗副作用

肾上腺皮质激素治疗的副作用

抗焦虑治疗的副作用

抗心律失常治疗的副作用

抗凝治疗的副作用

抗惊厥治疗的副作用

抗抑郁治疗的副作用

抗高血压治疗的副作用

β-肾上腺素能受体阻断治疗的副作用

钙离子通道阻断治疗的副作用

血管紧张素转换酶治疗的副作用

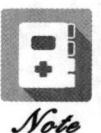

Note

参考文献

［1］ 李小妹,冯先琼. 护理学导论［M］. 4 版. 北京:人民卫生出版社,2017.

［2］ 秦军,陈荣凤,李玉荣. 护理学导论［M］. 2 版. 武汉:华中科技大学出版社,2017.

［3］ 梁峰,张丽平. 护士执业资格考试考点速记［M］. 8 版. 北京:中国医药科技出版社,2019.

［4］ 宋晶,姜欣延. 论新形势下如何建立良好的护患关系［J］. 医药卫生(文摘版),2016(2):298.

［5］ 高艳红,刘万芳. 护士执业资格考试历年考题纵览与考点评析［M］. 11 版. 北京:军事医学科学出版社,2015.

［6］ 张艳霞,吴开凤,张冬梅. 护士服务礼仪与沟通技巧［M］. 北京:军事医学科学出版社,2010.

［7］ 奚从清. 角色论——个人与社会的互动［M］. 杭州:浙江大学出版社,2010.

［8］ 李丽娟,邢爱红. 护理学导论［M］. 北京:高等教育出版社,2015.

［9］ 唐红英,王萍. 护理学导论［M］. 北京:中国医药科技出版社,2016.

［10］ 李晓松,章晓幸. 护理学导论［M］. 4 版. 北京:人民卫生出版社,2018.

［11］ 陈静,郭天鹅,赵子煜,等. 中医护理程序与 Orlando 护理理论的解读［J］. 护理研究,2018,32(13):2128-2130.

［12］ 李春玉,姜丽萍. 社区护理学［M］. 4 版. 北京:人民卫生出版社,2017.

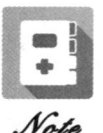
Note